Paul Mifka · Die Augensymptomatik bei der frischen Schädelhirnverletzung

Die Augensymptomatik bei der frischen Schädelhirnverletzung

von

Dr. med. Paul Mifka

Ärztlicher Leiter des Rehabilitationszentrums Meidling, Wien

**Mit 50 z. T. mehrfarbigen Abbildungen
und 5 Tabellen**

WALTER DE GRUYTER & CO.

vormals G. J. Göschen'sche Verlagshandlung · J. Guttentag, Verlagsbuchhandlung
Georg Reimer · Karl J. Trübner · Veit & Comp.

BERLIN 1968

VORWORT

Die stürmische Entwicklung der Medizin hat auch wesentliche Fortschritte bei der Behandlung des Schädelhirntraumas ermöglicht. Unfälle ereignen sich nur ausnahmsweise in der Nähe von Krankenanstalten, die für die kompliziert gewordene Diagnostik und Behandlung solcher Verletzten eingerichtet sind.

In rein chirurgischen Abteilungen und kleineren Krankenhäusern weitab großer Städte können Schädelhirnverletzte den Ärzten schwer lösbare Probleme aufgeben. Überall jedoch ist die Beobachtung der Augensymptomatik mit ihrer Relation zur Bewußtseinslage möglich.

In der vorliegenden Arbeit wird versucht, die Diagnostik aus dieser Sicht zu bearbeiten und den Befunden funktionelle und anatomische Analysen gegenüberzustellen. Soweit es in diesem Rahmen möglich war, wurden die Prognose und Operationsindikation berücksichtigt. Dieser Beitrag soll Ärzte, die mit dieser Materie befaßt sind und für welche die Diagnostik Schädelhirnverletzter nur eine Nebenaufgabe darstellt, über ein Teilgebiet, die Augensymptomatik im akuten Stadium des Schädeltraumas, informieren.

Wien, September 1967 PAUL MIFKA

INHALTSÜBERSICHT

EINLEITUNG

Die Entwicklung der Diagnostik unseres Zeitalters geht dahin, Verdachtsdiagnosen durch objektive Befunde zu erhärten. Die Objektivierung erfolgt vorwiegend auf dem Wege der technischen Medizin. Vor einigen Jahrzehnten waren Röntgen- und eine Reihe von Laboratoriumsuntersuchungen das wesentliche technische Rüstzeug der Diagnostik. Inzwischen haben die vielfältigen technischen Möglichkeiten in alle Fachgebiete der Medizin Eingang gefunden. Es steht heute eine so große Zahl apparativer Untersuchungsmethoden zur Verfügung, daß diese höchstens noch im eigenen Fachgebiet überblickt werden können.

Es ist verständlich, daß wir geneigt sind, die technischen Möglichkeiten voll zu nützen. Wir haben gelernt, daß die Genauigkeit einer mikrochemischen oder auch elektronischen Untersuchung weitaus größer ist als die, welche im Rahmen einer klinischen Beurteilung eines Krankheitsbildes ohne Hilfsmittel möglich sein kann. Diese Tatsache führt dazu, daß wir Ärzte in der täglichen Routinearbeit den Schwerpunkt unserer Diagnostik gerne auf technisch erzielte Untersuchungsresultate legen. Dies ist um so verständlicher, als wir zur Kenntnis nehmen müssen, daß zahlreiche sichere diagnostische Ergebnisse nur mit technischen Hilfsmitteln möglich sind und ohne diese unerzielbar wären.

Wir haben aber auch gelernt, daß der Bau und die Funktion lebenden Gewebes Differenzierungen entwickelt haben, welche wir nur äußerst unvollkommen durchforschen können. Teilweise haben wir reale, gesicherte Kenntnisse, zum anderen Teil erahnen wir Zusammenhänge. Wesentliche Teile der Biologie sind uns noch unbekannt. Es ist nicht sehr wahrscheinlich, daß in Zukunft ein vollständiges Erkennen aller Zusammenhänge möglich sein wird. Wir müssen also damit rechnen, daß der technischen Medizin Grenzen gesetzt sind.

Diese Grenzen veranschaulichte eine Debatte am 21. März 1966 im Verein für Psychiatrie und Neurologie in Wien. Es stand die Diagnostik traumatischer Hämatome des Schädelinnenraumes zur Debatte. Ch. Spunda stellte die Frage, ob die Ergebnisse der Echoenzephalographie verläßlich seien. E. Scherzer antwortete, daß das Bild des Kathodenstrahloszillographen immer richtig sei, das Problem sei lediglich die richtige Auswertung für den Einzelfall. H. Hoff faßte zusammen: Die Aussichten auf Erfolg seien bei modernen Untersuchungsmethoden stets von der Fragestellung abhängig. Es sei nicht anders als bei elektronischen Rechenmaschinen, die nur dann verwertbare Resultate erwarten lassen, wenn die Programmierung stimme.

Schon heute zeichnen sich Grenzen ab, die nicht durch mangelnde Exaktheit der technischen Einrichtungen verursacht sind. Unsere Fähigkeit, die „Programmierung“, den sinnhaften Einsatz der Apparate in der Medizin für den täglichen Gebrauch zu gewährleisten, hält mit den Möglichkeiten technischer Leistungen nicht Schritt. Überdies gibt es Grenzen, welche durch die Kapazität menschlichen Geistes gesetzt sind.

In der Folge soll ein diagnostisches Gebiet bearbeitet werden, auf dem uns technische Hilfsmittel sehr wenig helfen, die Beurteilung der frischen Schädelhirnverletzung. Auch dieses Kapitel der Medizin ist so groß geworden, daß die Darstellung sämtlicher dazugehöriger Gesichtspunkte ein sehr umfangreiches Buch ergäbe, außer man würde eine kompendienartige Abfassung wählen, die mit allen Mängeln des Kurzreferates behaftet wäre. Es wurde daher ein Teilgebiet herausgegriffen, die Augensymptomatik.

Niemand zweifelt daran, daß die Diagnostik und die Entscheidung über die Operationsindikation beim Schädelhirntrauma schwierig sind, und dies vor allem deshalb, weil oft genug sehr wenig Zeit zur Verfügung steht. Häufig bestehen neben einer Schädelverletzung Wunden und Knochenbrüche an den Gliedmaßen und auch am Rumpf, so daß die Untersuchungsmöglichkeiten erheblich eingeschränkt sein können. Die erhebbaren Grundlagen für ein Urteil schrumpfen auf den Verlauf der Bewußtseinslage und die Augensymptomatik zusammen. Eine so erhebliche Verletzung des Gesichtes, daß auch die Augen einer Untersuchung nicht zugängig sind, ist äußerst selten.

Noch andere Gründe sind der Anlaß, die Augensymptomatik in den Vordergrund zu stellen. Viel *häufiger als* der *Nervenarzt* muß der *Chirurg* die Entscheidung bei diesen Verletzungen treffen, denn nur wenige Krankenhäuser haben dauernd einen Nervenarzt zur Verfügung und viele kleine chirurgische Abteilungen müssen gänzlich ohne nervenärztlichen Konsiliarius auskommen. Für Chirurgen ist aber die Versorgung der Schädelhirnverletzten nur ein kleiner Teil ihrer Aufgabe und es sind möglichst verläßliche und einfache Grundsätze notwendig. Die weite Pupille als Leitsymptom einer raumfordernden Blutung ist allen Ärzten geläufig, eine Basis, auf der sich relativ leicht aufbauen läßt.

Es ist keine Seltenheit, in großen unfallchirurgischen Abteilungen ist es ein häufiges Ereignis, daß Verletzte mit der Symptomatik der Mittelhirneinklemmung eingeliefert werden. Diese Verletzten sind bewußtlos, motorisch unruhig und es bestehen Streckkrämpfe an den Gliedmaßen. Wenn etwa eine epidurale Blutung die Ursache des Zustandsbildes ist, kann eine rechtzeitige Operation lebensrettend sein. Die Zeitspanne, die zur Verfügung steht, ist sehr kurz. Es kommen nur sehr wenige Untersuchungen in Frage, denn die meisten diagnostischen Maßnahmen verursachen mehr Zeitaufwand, als vertretbar ist.

Selbstverständlich werden in jedem derartigen Fall Röntgenaufnahmen angefertigt, die jedoch nur ausnahmsweise die Operationsindikation entscheiden. Werden ein Impressionsbruch oder eine Verlagerung von Knochensplittern nach endokraniell gefunden, ist eine operative Revision sicher notwendig. Werden keine Brüche des Knochens gefunden, so hilft dieses Ergebnis ebensowenig wie der Befund von Fissuren. In beiden Fällen kann eine Operation dringend und auch überflüssig sein.

Die *verläßlichsten Resultate* bietet die *Angiographie.* Bei allen Patienten mit protrahiertem Verlauf ist es selbstverständlich, daß das Angiogramm maßgeblich ist. Beim Syndrom der Mittelhirneinklemmung kann die für die Angiographie notwendige Zeit zu lange sein. Es ist manchmal kaum abschätzbar, wie nahe das Stadium der Hirnstammlähmung ist. Viel richtiger ist es, eine Möglichkeit der Diagnostik zu suchen, die mit einem Minimum an Zeitaufwand verbunden ist.

Die diagnostische Lumbalpunktion ist wenig zweckmäßig. Ein entscheidendes Ergebnis ist nicht zu erwarten. Es besteht bei allen diesen Verletzten endokranielle Raumbeengung und bei der Lumbalpunktion die Gefahr des plötzlichen Todes durch Einklemmung im Foramen occipitale magnum.

Die Echoenzephalographie hat eine wesentliche Hilfe gebracht. Die Untersuchung bedeutet keinen Eingriff für den Patienten und der Zeitaufwand ist geringfügig. Die Resultate sind zwar verläßlich, allerdings nur bedingt. Beidseitige Blutungen führen zu keiner Dislokation der Strukturen der Mittellinie; zwangsläufig weist das Mittellinienecho keine Dislokation auf. Ergibt sich bei der Echoenzephalographie eine Dislokation des Mittellinienechos, ist es sicher, daß eine endokranielle Massenverschiebung besteht. Die bioptischen Befunde zeigen uns, daß es sich dann nicht immer um Blutungen handeln muß; ein asymmetrisch ausgebildetes Hirnödem bei Gehirnkontusion zeigt denselben Befund. Ergibt sich aber bei der Operation ein Hämatom, ist man verleitet, die kontralaterale Seite nicht zu revidieren. Es kann sich aber um beidseitige asymmetrische Hämatome handeln, in welchem Fall das ausgedehntere Hämatom zu einer Dislokation des Mittellinienechos führt, das kleinere aber auf diese Weise nicht erkannt werden kann. Frontale und okzipitale Hämatome können durch die Echoenzephalographie nur ausnahmsweise aufgedeckt werden. Es zeigt sich also, daß auch die Echoenzephalographie nur gemeinsam mit dem klinischen Bild und gegebenenfalls weiteren Untersuchungsresultaten wertvolle Hilfe leistet.

Ähnlich wie die Angiographie soll das EEG nur bei protrahiertem Verlauf angewendet werden. Die Durchführung des EEG dauert viel zu lange Zeit und die Resultate sind gerade in dieser Periode für eine Entscheidung zu uncharakteristisch.

Die Mittel der technischen Medizin sind uns bei diesen Verletzten nicht immer eine entscheidende Hilfe und wir sind oft darauf angewiesen, ohne oder fast ohne sie zu raschen Entschlüssen zu kommen, wobei möglichst selten Fehlurteile vorkommen sollen.

Eine exakte Beobachtung der Augensymptomatik ist häufig eine wesentliche Hilfe. Obwohl hier die Augensymptomatik in den Vordergrund gestellt wird, darf man auch diese nicht isoliert betrachten; sie ist ein Teil der Gesamtdiagnostik; vor allem die Relation zur Bewußtseinslage, zu den erhaltenen Medikamenten und zum gesamten Verlauf ist entscheidend. Aber auch andere, nicht offensichtlich wichtige Momente sind zu beachten. So verschlechtern schwere Nebenverletzungen die Prognose einer Schädelhirnverletzung maßgeblich (Mifka und Scherzer), d. h. Befunde der Schädelhirnverletzten sind beim gleichzeitigen Bestehen schwerer Nebenverletzungen prognostisch ernster zu beurteilen. In ähnlicher Weise ergibt sich eine Abhängigkeit vom Lebensalter. Bei gleichartigen Befunden sinkt die Überlebenschance mit zunehmendem Lebensalter.

Es wäre daher unzweckmäßig, die Augensymptomatik ohne die Beziehungen zu allen anderen Befunden zu analysieren. Nur in Relation zum Verlauf, zu maßgeblichen Vorkrankheiten und zum Gesamtzustand kann die Augensymptomatik wertvolle Hilfe leisten.

Eine Reihe von Augensymptomen, die zur Operationsindikation im akuten Stadium keine Beziehung haben, sollen der Vollständigkeit halber berücksichtigt werden.

Sämtliche Angaben betreffen Erwachsene. Die Diagnostik und Prognose der Verletzungen sind bei Kindern oft genug von jenen bei Erwachsenen abweichend. Unter unseren Patienten befinden sich nur ganz ausnahmsweise Kinder. Vor allem die Pupillensymptomatik, aber auch viele andere bei Erwachsenen verwertbare Symptome sind bei Kindern mit viel größerer Vorsicht zu beurteilen (H. W. Pia u. a.).

Soweit Krankengeschichten wiedergegeben werden, erfolgt eine Kürzung auf die Daten, welche hier wesentlich sind. Vorgeschichtliche Angaben, Befunddetails, aber auch die gesamte Behandlung und die erhobenen Nebenbefunde werden, so weit sie für das Verständnis der Materie überflüssig sind, um eine Ermüdung des Lesers zu vermeiden, nicht wiedergegeben. Es handelt sich um Verletzte der beiden Arbeitsunfallkrankenhäuser in Wien. Herrn Prim. Dr. Perschl und Herrn Doz. Dr. Russe wird für die freundliche Überlassung der Krankengeschichten der beste Dank zum Ausdruck gebracht.

DIE PUPILLENSYMPTOMATIK

Allgemeines

Der Sphincter und Dilatator pupillae regulieren die Weite der Pupillen, die vom Maß des Lichteinfalles abhängig ist, und diese Funktion ist ein der Beobachtung direkt zugängiger *Regelmechanismus*. Das sympathische Nervensystem ist für die Pupillenerweiterung und das parasympathische für deren Verengung maßgeblich. Es wäre sehr verlockend, das Pupillenspiel als einfachen Automatismus anzusehen und den Vergleich mit der durch eine Blende geregelten Objektivöffnung eines Fotoapparates anzustellen.

Selbst beim Gesunden besteht diese direkte Abhängigkeit der Pupillenweite vom Lichteinfall nur teilweise. Die Pupillenreaktion wurde mit Photoelementen gemessen, und es hat sich gezeigt, daß individuelle Unterschiede bestehen und außerdem auch beim Einzelindividuum die Pupillenweite bei gleichem Lichteinfall nicht konstant ist (H. KÜNKEL).

Zweifellos handelt es sich um einen Automatismus, einen regeltechnisch verständlichen biologischen Funktionsablauf; jedoch sind die Zusammenhänge wesentlich komplexer, als es auf den ersten Blick erscheint. Nur unter idealen Untersuchungsbedingungen, bei Ausschaltung aller möglichen störenden Einflüsse, kann der Vergleich mit einer Automatik zur Regulation des Lichteinfalles grundsätzlich angenommen werden.

Schon die strenge Trennung in ein sympathisches und parasympathisches Nervensystem wird längst nicht mehr aufrecht erhalten. Wir neigen heute viel mehr dazu, den sympathischen und parasympathischen Anteil des Nervensystems als zwei Regulationsmöglichkeiten des vegetativen Nervensystems zu betrachten, das tatsächlich eine Einheit darstellt und eine große Breite komplexer Funktionsabläufe ermöglicht.

Dazu kommt, daß der Antagonismus Sympathicus – Dilatator pupillae, Parasympathicus – Sphincter pupillae nicht zutrifft. Der M. dilatator pupillae wird zwar nur von sympathischen Fasern versorgt, der M. sphincter pupillae jedoch von parasympathischen und sympathischen (R. HASSLER).

Das Pupillenspiel ist eine Funktion, die in den Gesamtvorgang „Leben" eingegliedert ist, daher von allen inneren und äußeren Vorgängen, die zum Leben gehören, abhängt und keinesfalls nur vom Lichteinfall. Es ergeben sich dauernde Einflüsse auf die Weite der Pupillen, welche neben dem Lichteinfall wirksam sind.

Es bestehen *konstitutionelle Differenzen* und dies kann im täglichen Leben unschwer beobachtet werden. Fällt dieselbe Lichtintensität auf die Augen mehrerer Menschen ein, müßten, wenn der Vergleich mit einem in Serienfertigung menschlicher Art hergestellten Automaten möglich wäre, die Pupillen dieser Menschen gleich weit sein. Es zeigt sich, daß die Pupillen sehr verschieden weit sind. Aber nicht nur die Weite der Pupillen kann bei verschiedenen Menschen stark schwanken, sondern die Weite der rechten und linken Pupille kann bei gesunden Menschen ungleich sein. Nach TERRIEN kommen konstitutionelle Anisokorien bei 1 % der Gesunden vor. Nach einer anderen Angabe fanden sich unter 500 Gesunden sogar 16,8 % Anisokorien (B. C. MEYER). Diese konstitutionelle Anisokorie ist inkonstant, sie kann stunden- und tageweise vorhanden sein und sie kann familiär vorkommen, wobei die Seite der weiteren beziehungsweise engeren Pupille bei den Nachkommen beibehalten wird.

Die Weite der Pupillen ist bei konstantem Lichteinfall vom *psychischen Erleben* abhängig. Allgemein bekannt ist, daß sich bei Schreck die Pupillen weiten. Diesen Effekt kann man durch Adrenalinausschüttung, also eine „sympathische" humorale Wirkung erklären. Sämtliche psychosomatischen Reaktionen haben auch auf das Pupillenspiel Einfluß und es handelt sich dabei um vielfältige Wirkungen, die durch unsere Beobachtung nur teilweise überblickt und durch Untersuchungen nur sehr unvollkommen analysiert werden können.
Auch bei Krankheiten, die keine Pupillenabnormitäten erwarten ließen, konnten Abweichungen der Pupillenreaktionen nachgewiesen werden. So konnte ein abnormer Ablauf der Lichtreaktion der Pupillen bei autistischen Kindern, ebenso aber bei geisteskranken Erwachsenen nachgewiesen werden (L. S. Rubin). Psychosen, welche mit Ängstlichkeit verlaufen, führen zu einer Erweiterung der Pupillen, gleichzeitig zu einer Blockierung des Alpharhythmus im EEG, einer meßbaren Veränderung der Pulsfrequenz und der Atmung; sogar der Hautwiderstand ist verändert und der Spannungszustand der Muskulatur gesteigert (L. S. Rubin, B. K. Tan).

Neben den im Einzelfall nicht kontrollierbaren psychosomatischen Einflüssen sind *somatische Momente* wirksam. Am einfachsten ist dieser Gesichtspunkt an den Veränderungen in höherem Lebensalter zu beobachten. Manchmal sind die Pupillen alter Menschen gleich denen junger und auch die Lichtreaktion bleibt prompt und ausgiebig. Häufig können bei alten Menschen ungewöhnlich enge Pupillen beobachtet werden und die Lichtreaktion kann träge und unausgiebig sein. Wir haben im Einzelfall keine Möglichkeit zu wissen, ob der erhobene Pupillenbefund altersbedingt oder durch eine äußere Schädigung, etwa eine Schädelhirnverletzung, entstanden ist.

Bei der Beurteilung des Pupillenbefundes ist zu berücksichtigen, daß wir nicht immer erfahren, welche Medikamente ein Patient vor der Einlieferung ins Krankenhaus bekam. *Medikamentöse und toxische Einflüsse* auf die Weite und Lichtreaktion der Pupillen müssen stets bedacht werden. Als bekanntestes Beispiel ist die Verengung der Pupillen durch Morphium anzuführen. Schädelverletzte haben oft genug schmerzhafte Verletzungen der Gliedmaßen oder auch des Brustkorbes und bekommen für den Transport schmerzstillende Mittel, die die Pupillen verengen. Atropin und ähnliche Präparate erweitern die Pupillen, aber auch Medikamente, von denen man bei normaler Dosierung vorerst keine Wirkung auf die Pupillen erwarten würde, sind wirksam, wie dies bei stimulierenden und dämpfenden Mitteln experimentell nachgewiesen wurde (H. J. Eysenck und J. A. Easterbrook).
Die häufigste toxische Wirkung, mit der wir zu rechnen haben, ist der Alkohol. Wenn ein Verletzter eingeliefert wird, der nach Alkohol riecht, wissen wir nicnt, ob eine belanglose kleine Menge Alkohol getrunken wurde oder ob ein schwerer Rauschzustand besteht. Die akuten Erscheinungen einer Schädelhirnverletzung müssen vom Alkoholrausch nicht differenzierbar sein. Die Blutalkoholbestimmung dauert viel zu lange und das Ergebnis käme im Ernstfall zu spät. Als Beispiel soll folgender Fall kurz berichtet werden:

Eine 31 Jahre alte Frau wurde eingeliefert, weil sie auf nassem Fußboden ausgerutscht war und dadurch auf den Hinterkopf fiel. Nach ihrem eigenen Bericht war sie von Beruf Säuglingsschwester. Zur Zeit des Unfalles war sie Hilfsarbeiterin in einer Wäscherei. Bei der Einlieferung gab sie an, nach dem Sturz bewußtlos gewesen zu sein. Etwas später berichtete sie, nicht bewußtlos gewesen zu sein. Sie habe sich nach dem Sturz noch selbst ins Bett gelegt und dann habe sie über einen unbekannt langen Zeitraum keine Erinnerung. Sie habe mehrmals erbrochen. Bei der Untersuchung fiel Alkoholgeruch aus dem Mund auf. Es bestand eine Bewegungsunsicherheit und vor allem waren die Pupillen zwar gleich weit, mittelweit und rund, aber praktisch lichtstarr. Epikritisch stellte sich heraus, daß es sich um einen Rausch gehandelt hatte. Falls der Bericht über eine Kopfverletzung überhaupt zutreffend war, hatte es sich um eine banale Prellung gehandelt.

Wie noch zu zeigen sein wird, sind gerade beidseitig lichtstarre Pupillen nach Kopfverletzungen von wesentlicher Bedeutung. Bei dieser jungen Frau konnte zum Zeitpunkt der Aufnahme nicht entschieden werden, ob der sehr auffällige Pupillenbefund durch eine Schädelhirnverletzung oder durch Alkoholintoxikation entstanden war. Erst die Beobachtung stellte die Situation klar. Die Angaben der Patienten und auch der Begleiter sind fast nie verwertbar. Übermäßiger Alkoholgenuß wird stets beschönigt, verniedlicht und ganz verneint.

Auch mit anderen Möglichkeiten ist zu rechnen. Folgende Krankengeschichte demonstrierte dies:

Ein 54 Jahre alter Mann wurde mit einer Kopfverletzung eingeliefert, nachdem er als Fußgänger von einem Personenwagen niedergestoßen worden war. Er war bei der Einlieferung alkoholisiert, von Beruf war er Hilfsarbeiter in einer Brauerei. Zur Zeit der Aufnahme ins Krankenhaus war der Patient nicht ansprechbar. Röntgenologisch bestand ein rechtsseitiger Schädelbruch mit geringer Impression. Außer der Kopfverletzung hatte der Patient einen offenen Unterschenkelbruch links erlitten.

Am Tag nach dem Unfall besserte sich die Bewußtseinslage. Die Pupillen waren mittelweit, gleich weit, rund und reagierten prompt und ausgiebig auf Licht und bei Konvergenz. Fünf Tage nach dem Unfall trat ein Delirium auf. Abgesehen von etwas träger Lichtreaktion ergab sich an den Augen kein abnormer Befund. Es fiel aber auf, daß die Unruhebewegungen des Patienten asymmetrisch waren, rechts geringer als links. Fallweise sah man anfallsartige Krämpfe der Gesichtsmuskulatur, links stärker als rechts. Angiographisch zeigte sich das typische Bild eines links parietotemporalen Hämatoms und bei der Operation wurde ein linksseitiges subdurales Hämatom entleert. 6 Tage nach Beginn des Deliriums, 5 Tage nach der Operation, kam der Patient durch Hirnödem ad exitum.

Bei diesem Verletzten kann eine Alkoholisierung zum Zeitpunkt des Unfalles und überdies ein Schaden durch chronischen Alkoholismus angenommen werden. Trotzdem stand die Symptomatik der Schädelhirnverletzung im Vordergrund.

Es zeigt sich, daß in jedem Falle, bei dem der Verdacht medikamentöser oder toxischer Einflüsse auf den erhobenen Befund besteht, mit äußerster Vorsicht vorzugehen ist. Voreilige Entscheidungen können zu vermeidbaren Katastrophen führen.

Die Pupillen sind durch das vegetative Nervensystem gesteuert und wir sind gewohnt, sämtliche vegetative Funktionen als unwillkürliche, autonome oder, man kann auch sagen, automatische Vorgänge anzusehen. Manche Menschen können einzelne vegetative Funktionen willentlich beeinflussen. Vorerst würde man erwarten, daß die *Beeinflussung der Pupillenweite durch den Willen* nicht möglich ist. Wohl ist es bekannt, daß man es relativ leicht erlernt, die Hautdurchblutung oder die Frequenz des Herzschlages zu beeinflussen (I. H. Schultz); es ist aber wenig bekannt, daß sogar die Pupillenweite ausnahmsweise dem Willen unterworfen werden kann. Ein Arzt konnte auf die Dauer einiger Minuten seine Pupillen willkürlich erweitern. Diese Fähigkeit wurde durch Training erreicht und fußte auf der Erfahrung, daß sich die Pupillen bei Angst erweitern. Allerdings trat bei jeder willkürlichen Pupillenerweiterung wie bei Angst ein Schwitzen der Hände, eine Änderung des Blutdrucks und der Pulsfrequenz auf. Eine willkürliche Miosis wurde nicht erzielt (J. H. Tyrer). Es handelt sich dabei um eine Rarität, mit der wir bei unseren Patienten nicht rechnen brauchen.

Viel häufiger ist die psychische Beeinflußbarkeit des Kornealreflexes. Es ist keine besondere Seltenheit, daß man Patienten den Kornealreflex „ausreden" kann. Wenn man den Kor-

nealreflex seitengleich normal erhebt und nun zur Prüfung anderes Material verwendet (z. B. zuerst eine Nadel mit Glaskopf und dann Watte) und zugleich dem Patienten gut zuredet, daß er nun mit den Augen nicht zwinkern und auch kein Kitzeln im Auge fühlen werde, bleibt der Kornealreflex manchmal weg. Man kann den Kornealreflex auch nur einseitig suggestiv zum Schwinden bringen. Eine nennenswerte praktische Bedeutung kommt diesen psychogenen Einflüssen bei Kopfverletzten nicht zu, wohl aber zeigen diese Beobachtungen, wie vielfältig die Steuerung dieser autonomen Funktionen ist.
Die bisher angeführten Einflüsse auf die Pupillensymptomatik sind nur einige Beispiele, welche die Situation charakterisieren sollen. Die Liste vorkommender Einwirkungen auf die Weite und Reaktionen der Pupillen ließe sich erheblich vergrößern. Die angeführten Beispiele genügen aber, um darzustellen, daß der Pupillenbefund niemals ein konstantes Symptom ist, wir vielmehr mit einem *dauernden Wechsel der Symptomatik* zu rechnen haben. Nur *die Relation des Pupillenbefundes zur Bewußtseinslage und zum übrigen Befund sowie die Veränderungen während des Verlaufes* lassen brauchbare diagnostische Schlüsse zu. So können extrem weite Pupillen manchmal ein harmloses Symptom durch den psychischen Schock sein, ohne daß zugleich eine Hirnläsion oder sonstige ernstere Verletzung vorliegen müßte. Bei anderen Verletzten sind die extrem weiten Pupillen ein Signum mali ominis ante exitum. Seitengleich enge Pupillen können Folge von Medikamenten sei, kommen aber auch beim Hirnödem vor, das durch Behandlungsmaßnahmen nicht beherrscht werden kann und zum Tode führt.
Gerade in den ersten Stunden nach einem Schädelhirntrauma kann in Abständen von Minuten ein differenter Befund erhoben werden. Nur durch sofortiges Festhalten der Befunde mit Zeitangaben wird ein Überblick über die Entwicklung möglich. Ausnahmsweise sind zu einem bestimmten Zeitpunkt erhobene Befunde von diagnostischer Bedeutung; fast immer sind es die Verläufe, welche entscheiden.

Unser Urteil ist aber nicht nur von den biologischen Gegebenheiten, sondern auch von der *Methode der Untersuchung* abhängig. Wenn die Untersuchung der Pupillen in einem von Sonne überstrahlten Raum mit einer schwach leuchtenden Taschenlampe durchgeführt wird, ist das Ergebnis ein ganz anderes als in einem abgedunkelten Zimmer mit einer starken Lichtquelle. Möglichst konstante und günstige Untersuchungsbedingungen sind die Voraussetzung für verwertbare Ergebnisse (Abb. 1a, b).
Wichtiger als diese selbstverständlichen äußeren Bedingungen ist es, die Pupillen bei schwer bewußtseinsgestörten Verletzten zur Ansicht zu bringen. Bei starken Brillenhämatomen und beim Bestehen motorischer Unruhe können erhebliche Schwierigkeiten auftreten. Sehr selten ist ein Brillenhämatom so erheblich, daß es mit Geduld und Sorgfalt nicht doch gelänge, die Pupillen zur Ansicht zu bringen. Allerdings gelingt es bei diesen Patienten nicht immer, beide Pupillen zugleich zu beobachten. Man muß üben, sich das Bild des einen Auges einzuprägen und den Seitenvergleich hintereinander durchzuführen.
Viel schwieriger ist die Untersuchung bei gleichzeitig bestehender motorischer Unruhe. Beim geringsten Reiz von außen pflegen die Unruhe und die Abwehrbewegungen stark zuzunehmen. Die meist geübte Methode, solche Patienten zu fixieren, führt zu keinem Erfolg. Fast immer gelingt es aber, die Pupillen zur Ansicht zu bringen, wenn die Augen langsam und behutsam geöffnet werden, der Patient sonst nicht berührt wird und man den Verletzten in der Stellung untersucht, die er spontan einnimmt.

Nicht immer ist der erhobene Pupillenbefund, auch dann, wenn er eindeutig abnorm ist, Folge der erlittenen Verletzung. Mit *vorbestehenden Veränderungen* muß gerechnet werden. Gerade bei den dringlichsten Fällen besteht nicht die Möglichkeit, eine Vorgeschichte zu erheben; die Patienten sind bewußtslos oder schwerst bewußtseinsgestört. Nur selten sind Angehörige zur Stelle, die Auskunft geben könnten.

Am leichtesten sind Pupillenveränderungen durch frühere Augenverletzungen oder nach Operationen (etwa bei einem Glaukom) zu erkennen. Fehlende Pupillenreaktion nach Iritis verursacht ebenfalls keine Schwierigkeiten; die Synechien sind meist zu sehen. Nicht selten ist mit einem vorbestehenden Hornerschen Syndrom zu rechnen. In solchen Fällen bestehen differentialdiagnostische Probleme. Die Anisokorie ist zu sehen, jedoch die Lid-

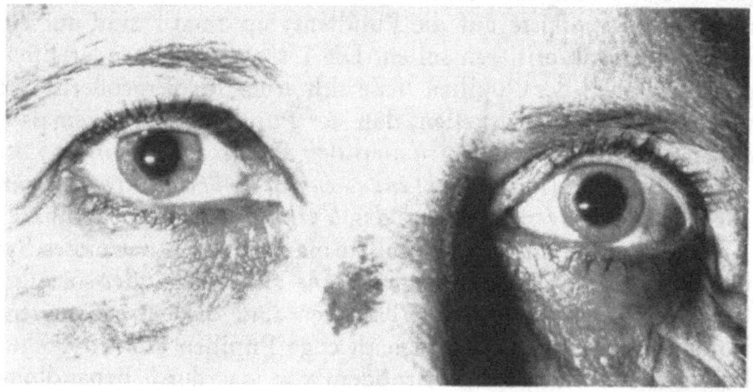

Abb. 1a

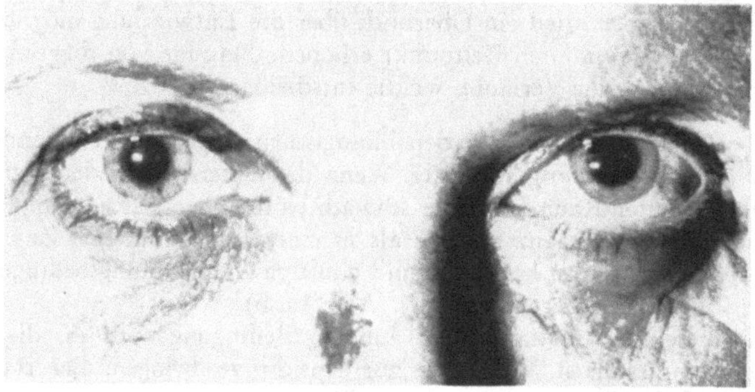

Abb. 1b

Abb. 1a und 1b: Mäßige Anisokorie; die linke Pupille ist weiter als die rechte. Bei Abb. 1b Blick nach oben. Es zeigt sich eine Heberparese rechts. Irreführender Befund, denn rechts bestand eine Pupillenstarre durch innere Ophthalmoplegie und eine Parese des M. rectus superior als Rest einer äußeren Okulomotoriuslähmung. Bei starker Beleuchtung war die rechte Pupille wesentlich weiter als die linke. Die Aufnahme wurde bei schlechter Beleuchtung durchgeführt und das Blitzlicht ist zu kurzzeitig, um eine Pupillenreaktion zu verursachen. Bei zu schwacher Beleuchtung ergibt sich manchmal ein unverwertbares Ergebnis.

spaltendifferenz und der Enophthalmus können durch Gesichtsverletzungen oder ein Brillenhämatom unsichtbar geworden sein. Wenn sich in solcher Situation nicht aus der übrigen Symptomatik, dem Ergebnis des Echoenzephalogrammes oder der Angiographie eine Operationsindikation ergibt, zeigt die weitere Beobachtung die Stabilität der Anisokorie. Eine durch zunehmende Raumbeengung verursachte Anisokorie bleibt kaum unverändert. Zugleich verschlechtert sich die Bewußtseinslage; es ist Progredienz zu beobachten.
Gelegentlich können Pupillenveränderungen durch eine vorbestehende luetische Erkran-

kung des Zentralnervensystems differentialdiagnostische Schwierigkeiten verursachen, denn eine Entrundung und Lichtstarre der Pupillen kommen auch beim Schädelhirntrauma vor. Die Differentialdiagnose zu luetisch veränderten Pupillen war früher viel häufiger. Seit es wirksamere Behandlungen gegen die Lues gibt, ist sie seltener geworden. Die Kombination einer Tabes dorsalis oder einer progressiven Paralyse mit einem Unfall war vor Jahren ein häufigeres Ereignis als heute. KÖBCKE gibt dazu an, daß die Liquoruntersuchung mit Sicherheit Klarheit schaffe. Im Spätstadium der Verletzung kann diese Äußerung mit Einschränkungen akzeptiert werden. Im akuten Stadium, wenn die Operationsindikation in kürzester Frist entschieden werden muß, kommt jedes Ergebnis einer Laboratoriumsuntersuchung, welches diese Differentialdiagnose entscheiden könnte, zu spät. Wie bei allen diagnostischen Problemen der Hirnverletzten im akuten Stadium entscheidet die Stabilität oder Progredienz der Symptomatik, der Verlauf.
Es wurden nur einzelne Möglichkeiten von differentialdiagnostischen Fragestellungen durch vorbestehende Symptomatik angeführt. Tatsächlich treten immer wieder neue Situationen auf. Wesentlich ist, daß an vorbestehende Veränderungen gedacht wird, um die Behandlung nicht durch überflüssige Maßnahmen zu erschweren und durch diese die Verletzten ohne Notwendigkeit zu belasten.

Schließlich sind Pupillenveränderungen anzuführen, die zwar gelegentlich der Verletzung, nicht aber durch eine Läsion des Schädelinnenraumes entstanden sind, also *extrakraniell verursachte Pupillensymptomatik*. Verletzungen, die zur Läsion der sympathischen Fasern für den M. dilatator pupillae führen, verursachen ein Hornersches Syndrom. Am häufigsten ist dies bei Verletzungen des Armplexus durch Wurzelausriß zu beobachten. Aber auch Kontusionen mit Hämatomen oder Brüche im Bereiche der unteren Halswirbelsäule können die sympathische Pupillenbahn lädieren. Besteht zugleich eine Kopfverletzung, die zu einem Brillenhämatom führt, befunden wir eine Anisokorie, ohne die übrige Symptomatik der Hornerschen Trias sehen zu können.
Relativ häufig kommen Anisokorien zur Beobachtung, die auch erheblich sein können, wenn in der Umgebung eines Auges eine schmerzhafte Wunde vorhanden ist.

Einem 17 Jahre alten Lehrling fiel ein Ziegelstein auf den Kopf. Es kam zu einem offenen Eindellungsbruch der Vorderwand der linken Stirnhöhle. Die Verletzung führte zu keiner Bewußtlosigkeit. Bei der Aufnahme klagte der Patient über Schmerzen in der Verletzungsgegend. Die linke Pupille war wesentlich weiter als die rechte und deutlich entrundet. Die Pupillenreaktion bei Lichteinfall und Konvergenz war normal. Der Visus war beidseits erhalten. Augenärztlich konnte kein abnormer Befund erhoben werden. Schon am Tage nach dem Unfall bestand keine Anisokorie mehr und auch eine Entrundung der Pupillen war nicht mehr zu sehen. Epikritisch ergab sich keine Verletzung des Nervensystems.

Beim berichteten Fall konnte nicht nur eine erhebliche Pupillendifferenz, sondern zusätzlich eine Entrundung der linken Pupille beobachtet werden. Einen Tag nach dem Unfall waren diese Symptome nicht mehr vorhanden. Auf die immer wieder, vor allem bei schweren Schädelhirnverletzungen zur Beobachtung kommenden vorübergehenden Pupillenentrundungen kommen wir noch zurück.
Solche sehr rasch reversiblen Anisokorien kommen bei schmerzhaften Verletzungen in der Umgebung des Auges mit der weiteren Pupille vor. Sie sind als algetisches Krankheitszeichen zu werten. Diese Anisokorien können erhebliche diagnostische Schwierigkeiten verursachen, vor allem dann, wenn zusätzlich zerebrale Symptomatik besteht.

Anatomie

Wie stets in der zerebralen Diagnostik kann der Pupillenbefund nie einem bestimmten anatomischen Substrat zugeordnet werden; er ist nur ein Symptom. Viele Ursachen können dasselbe Symptom hervorrufen. Es gibt also im allgemeinen keinen für bestimmte Verletzungen typischen Pupillenbefund.

Wir kennen Symptome, welche stets durch Läsion derselben Lokalisation entstehen. So ist z. B. der Läsionsort bei der bitemporalen Hemianopsie ein konstanter. Ferner gibt es viele Symptome, bei denen zwar nicht der Ort der Läsion, aber wenigstens die betroffene Bahn eindeutig ist. Die homonyme Hemianopsie z. B. kann nur durch eine Läsion zwischen dem Chiasma opticum und der Area 17 entstehen, eine spastische Halbseitenparese nur zwischen den Betzschen Pyramidenzellen und den Vorderhornganglienzellen. Weitere Symptomatik erlaubt dann meist eine genauere Lokalisation der Läsion.

Die Pupillen werden vegetativ gesteuert und das vegetative Nervensystem hat keine so umschriebenen Bahnen wie das sensomotorische; netzartige Verbindungen stehen im Vordergrund. Es gibt also keinen Pupillenbefund, der auf eine Läsion einer bestimmten Lokalisation schließen ließe, und nur ausnahmsweise, wie etwa bei der Hornerschen Trias, kann ein begrenztes, weitgehend bekanntes Neuronensystem verantwortlich gemacht werden. Fast bei jedem erhobenen Pupillenbefund müssen wir an viele Möglichkeiten der Entstehung denken.

Außerhalb der Traumatologie ist eines der charakteristischen Pupillensyndrome das Argyll-Robertsonsche Phänomen. Es wäre aber verfehlt, anzunehmen, daß jedem Fall einer Argyll-Robertsonschen Pupillensymptomatik eine luetische Erkrankung des Zentralnervensystems zugrunde liegt. Diese Symptomatik kommt als angeborene Anomalie und dies auch familiär vor (F. R. Ford). Verschiedenste zerebrale Prozesse, unter anderem auch Hirnverletzungen, können die gleiche Symptomatik verursachen. Nur statistisch ist die luetische Erkrankung des Zentralnervensystems ursächlich im Vorgergrund.

Trotz aller angeführten Schwierigkeiten kennen wir weitgehend den Verlauf der sympathischen und parasympathischen Fasern, welche die Pupillen versorgen. Lediglich wenige Stellen dieser Bahnen sind noch unzureichend geklärt.

Weitgehend gesichert ist die Bahn der nervösen Versorgung des M. dilatator pupillae. Die Fasern kommen aus dem Hypothalamus, kreuzen sofort die Mittellinie und gelangen durch die Substantia reticularis, die Brücke, die Medulla oblongata ins Seitenhorn des Rückenmarks. Im Rückenmark steigt die Bahn ab bis zum Centrum ciliospinale, das in C_8-Th_2 angegeben wird. Die maßgebliche Höhenlokalisation soll Th_1 sein. Jedoch wird auch eine Ausdehnung des Centrum ciliospinale nach kaudal bis Th_4 beschrieben (F. R. Ford) und Tierversuche bei der Katze haben ergeben, daß nach Durchschneidung der vorderen Wurzeln, welche die Rami communicantes albi zum Ganglion cervicale inferius weiterleiten, einige Wochen später auf dem Wege der Wurzel Th_4 wieder eine Funktion eintritt (L. Guth und C. J. Bailey). Die sympathischen Fasern verlaufen über das Ganglion cervicale medium bis zum Ganglion cervicale superius, wo sie umgeschaltet werden. Vom Ganglion cervicale superius an bilden diese Fasern den Plexus caroticus auf der Wand der Art. carotis. Im Sinus cavernosus zweigt vom Plexus caroticus die Radix sympathica des Ganglion ciliare ab, das die sympathische Versorgung des M. dilitator pupillae und des M. tarsalis superior übernimmt. Wahrscheinlich erfolgt auf demselben Wege eine sympathische Innervation des M. sphincter pupillae, welche diesen Muskel erschlaffen läßt.

Dieses Geflecht des sympathischen Nervensystems hat aber nicht nur auf die Pupillenfunktion Einfluß. Jedenfalls werden auf diesem Wege auch die Drüsen dieser Region und die extra- und intrakraniellen Gefäße sowie die Meningen mit sympathischen Fasern versorgt. Bemerkenswert ist, daß der Einfluß des Sympathikus auf die zerebrale Vaskularisation gering sein dürfte und – so weit vorhanden – ist seine Wirkung auf die Gefäße der weißen Substanz, kaum aber auf die der grauen Substanz, nachzuweisen (L. LUDWIGS und M. SCHNEIDER u. a). Die Gesamtheit des Plexus caroticus kann als „Kopfteil des Sympathikus" bezeichnet werden (A. BENNINGHOFF) und alle im Bereiche des Kopfes ablaufenden sympathischen Impulse verlaufen über dieses Fasersystem.

Auf dem ganzen vielfältigen Wege des den Kopf und zugleich den M. dilatator pupillae versorgenden sympathischen Systems sind Einflüsse auf die vegetative Reaktionslage der betroffenen Organe und die Weite der Pupille möglich. Das häufigste Symptom einer Verletzung des sympathischen Versorgungssystems des Kopfes ist die schon wiederholt erwähnte Hornersche Trias (Miosis, engere Lidspalte und Enophthalmus der betroffenen Seite). Die häufigste Lokalisation der Läsion, welche die Hornersche Trias verursacht, ist die Gegend der vorderen Wurzel von Th_1. Jedoch auch von Läsionen zahlreicher anderer Stellen der Bahn sind Hornersche Syndrome bekannt (G. SERRATRICE u. a.), sogar von Stellen, von denen dies vorerst nicht zu erwarten wäre. So kommt z. B. diese Symptomatik gelegentlich bei akuten und chronischen Mittelohrentzündungen vor allem bei Kindern vor („oculo-sympathisches Syndrom", F. K. WILDHAGEN).

Die parasympathische Bahn des M. sphincter pupillae beginnt in der Retina und verläuft vorerst mit dem Sehnerven. Im Chiasma opticum erfolgt eine teilweise Kreuzung. Bevor der Tractus opticus das Corpus geniculatum laterale erreicht, zweigen die parasympathischen Fasern ab und gelangen zu den vorderen Vierhügeln. Die Fortsetzung von den vorderen Vierhügeln verläuft in der lateralen Wand des Aquaeductus Sylvii zum Nucleus medianus anterior und zum Westphal-Edingerschen Kern (H. HOFF u. a.). Der Nucleus medianus anterior sei für die Konvergenzfunktion und der Westphal-Edingersche Kern für die Licht- und eventuell auch Akkomodationsfunktion maßgeblich.

Diese häufige Auffassung dürfte jedoch nicht gesichert sein, denn es wurden an verschiedenen Tieren einschließlich anthropoiden Affen (Schimpansen) Versuche durchgeführt, die Zweifel an der Richtigkeit der berichteten Angabe aufkommen lassen. Es wurde der N. oculomotorius durchschnitten und es zeigte sich, daß die konsekutive Degeneration den Hauptkern des N. oculomotorius, den Nucleus medianus anterior, nie aber den Westphal-Edingerschen Kern betraf (FOERSTER, GAGEL und MAHONEY). Nach diesem Untersuchungsresultat nimmt GAGEL an, daß die parasympathischen Fasern des N. oculomotorius nur im Nucleus medianus anterior, nicht aber im Westphal-Edingerschen Kern ihren Ursprung haben und der Westphal-Edingersche Kern als übergeordnetes vegetatives Kernareal anzusehen sei. Nach einer anderen Formulierung sei der Westphal-Edingersche Kern für die Synergiebewegungen der Augen maßgeblich (R. BRUN).

Über den weiteren Verlauf der parasympathischen Fasern herrscht eine einheitliche Auffassung. Die Fasern verlaufen mit dem N. oculomotorius und erreichen über die Radix parasympathica das Ganglion ciliare, es werden der M. sphincter pupillae und der M. ciliaris versorgt.

Wir bemühen uns in der Neurologie, nach der Kombination der durch die Untersuchung erhobenen Ausfallserscheinungen die Lokalisation der Läsion zu ermitteln. Für operative Eingriffe ist eine möglichst genaue Lokalisation des Läsionsherdes stets wünschenswert. Die Anatomie der nervösen Versorgung der Pupillen wurde genauer wiedergegeben, um zu zeigen, wie problematisch es ist, aus einer durch die Untersuchung festgestellten Pupillensymptomatik auf eine Läsion einer bestimmten Region zu schließen. Obwohl Unterscheidungsmerkmale angegeben werden, dürfte es bei frischen Schädelhirnverletzungen fast nie möglich sein zu unterscheiden, ob eine Kernläsion oder ein peripherer Schaden vorliegt. Die Möglichkeiten der Differenzierung sind viel zu unsicher. Es ist zu bedenken, daß etwa die Prüfung der Konvergenzreaktion der Pupillen bei diesen Verletzten nur ausnahmsweise durchführbar ist. Vor allem die Einwirkungen auf das sympathische System lassen sich nur selten lokalisieren.

Auch bei nichttraumatischen Pupillensyndromen, die teilweise wiederholt und eingehend untersucht wurden, gelang es bisher nicht, die Art und Lokalisation des Schadens sicherzustellen. Es ist bis heute nicht klar, wie das Argyll-Robertsonsche Phänomen entsteht. Da bei diesem Pupillensyndrom sowohl der sympathische als auch der parasympathische Teil gestört ist, liegt es nahe, die Läsion dort zu suchen, wo die beiden Bahnen einander nahe sind und dies ist in der Wand des Aquaeductus Sylvii der Fall (H. Hoff). Das Maß der Gewebsveränderungen dieser Region steht jedoch mit der klinischen Symptomatik nicht immer im Einklang. Die zwar logische Erklärung der Entstehung des Argyll-Robertsonschen Phänomens kann daher nicht als erwiesen angesehen werden. Auch bei der Pupillotonie wurde versucht, den Ort der Läsion klarzustellen. Zwei Fälle konnten obduziert werden. In einem Fall konnte überhaupt kein abnormer Befund erhoben werden und im anderen Fall fanden sich Degenerationen der Zellen des Ganglion ciliare und nur 10–15 % der Fasern der Nn. ciliares waren degeneriert, während die afferenten Fasern intakt waren (R. Hassler).

Eine kybernetische Analyse des Argyll-Robertsonschen Phänomens gibt zwar eine gute Vorstellung einer möglichen Störung des Funktionsablaufes, aber keinen Aufschluß, den wir in der klinischen Diagnostik verwerten könnten. Es wird angenommen, daß sowohl die Variabilität der Pupillenweite als auch die Konvergenzreaktion je einem Regelkreis entsprechen. Beide Systeme stehen miteinander in Verbindung. Wenn kein konstanter Erregungstonus vorhanden ist (vergleichbar mit der Stromlosigkeit eines technischen Regelkreises), sind unwillkürliche, autonome Funktionen nicht mehr zu erwarten. Wohl aber kann eine Funktion möglich werden, wenn aus dem sensomotorischen System Impulse zufließen, und so kann es erklärt werden, daß die bewußt erzielte Konvergenzreaktion erhalten bleibt (B. Gramberg-Danielsen).

Experimentell wurde nachgewiesen, daß von verschiedenen zerebralen Arealen aus eine Pupillenreaktion ausgelöst werden kann. Die Versuche wurden bei Affen mit Ballons durchgeführt, die an mehreren Stellen endokraniell deponiert wurden und von außen mit Flüßigkeit gefüllt werden konnten. Mit dieser Versuchsanordnung wurde Hirndruck durch Raumbeengung verschiedener Lokalisation erzielt. Es ergaben sich vorwiegend homolaterale, aber auch kontralaterale Pupillenerweiterungen bei allen Möglichkeiten der Experimentalreihe, einschließlich frontaler Position der Ballons. Diese Versuche dürften keine Differenzierung zwischen Lokal- und Fernwirkung (es ist z. B. Druck auf Hirnnerven basal und deren Kerne in Betracht zu ziehen) geben. Auch Torsionen traten auf. Die Tierversuche zeitigten Ergebnisse mit derselben Unsicherheit zwischen der Seite der weiteren Pupille und dem Ort und der Seite der Raumbeengung, wie wir sie von unseren Untersuchungsresultaten kennen (W. B. Jenett und W. E. Stern).

Das Ergebnis experimentell erhöhten Hirndruckes verschiedener Lokalisation bekommt erhöhte Wertigkeit durch andere Versuche.

Es wurden bei Hunden und Katzen im Bereiche des Orbitalhirnes elektrisch Läsionen gesetzt. Neben anderen Symptomen traten auch Pupillenstörungen auf (V. Cavka und D. Bogojevic). In diesem Falle kann man die Pupillenreaktionen nicht durch eine Fernwirkung des Hirndruckes erklären. Zumindest bei den untersuchten Tieren ist ein Einfluß zerebraler Strukturen auf die Pupillenreaktionen als erwiesen anzunehmen.

Bei den anatomisch-funktionellen Zusammenhängen ist ein Symptom besonders hervorzuheben und dies ist die Entrundung der Pupillen. Am besten bekannt sind die manchmal unregelmäßig polygonalen Entrundungen der Pupillen bei der progressiven Paralyse und der Tabes dorsalis. Die Literatur über dieses Symptom ist gering und es ist keine Analyse bekannt, welche die Entrundung auf nervöser Basis, durch zerebrale Schäden, erklären könnte. Bei Prozessen, in deren Rahmen es langsam zunehmend zu einer irreversiblen Entrundung kommt, ist eine Erklärung durch Veränderungen der Iris als Folge des Ausfalles der vegetativen Fasern vorstellbar. Diese Version kann für die Entrundungen der Pupillen bei Schädelhirnverletzungen nicht herangezogen werden. Die Entrundung tritt manchmal in kürzester Frist unter unseren Augen auf und kann am darauffolgenden Tag verschwunden sein. Es soll an den sehr jungen Patienten erinnert werden, der als algetisches Krankheitszeichen eine Anisokorie hatte, wobei die weitere Pupille erheblich entrundet war, ein Befund, der schon einen Tag später nicht mehr erhoben werden konnte (S. 9). Ebenso wird oft bei Hirnverletzungen eine vorübergehende und manchmal eine dauernde Entrundung der Pupillen beobachtet. Eine überzeugende Analyse dieser Befunde fehlt noch, wenn man sich nicht mit recht ungewissen Definitionen, etwa einer „vegetativen Ataxie" der sympathischen und parasympathischen Fasern, welche die Pupillenmuskulatur versorgen, zufrieden geben will.

Die Pupillensymptomatik der Schädelverletzten gilt lokalisatorisch und diagnostisch als verläßlich, wenn einseitig während der ärztlichen Beobachtung eine maximal weite lichtstarre Pupille auftritt, welche die Folge von Druck auf den N. oculomotorius ist. Die parasympathischen Pupillenfasern liegen an der Oberfläche des dritten Hirnnerven und es ist verständlich, daß Druck auf diesen Nerven zuerst zu einer Läsion und einem funktionellen Ausfall dieser Bahn führen kann (G. Bodechtel und A. Schrader). Gesteigerter Hirndruck, welcher dieses Symptom verursacht, führt allerdings nicht zu einer geringen Anisokorie, sondern zu einer hochgradigen Mydriasis der betroffenen Seite. Finden wir eine geringe oder mäßige Anisokorie, wissen wir nicht, ob dies ein Übergangsstadium zum Syndrom der inneren Okulomotoriuslähmung ist oder andere Ursachen hat. Beim Bestehen einer einseitigen Mydriasis müssen aber noch andere Ursachen als der Druck auf den dritten Hirnnerven erwogen werden, auf die noch später zurückgekommen wird.

Der N. oculomotorius verläuft über die Pyramidenspitze in einer Duraduplikatur und Druck von kranial her auf diese Durafalte kann den Nerven lädieren, zumal sich darunter ein Knochen befindet, also ein Ausweichen nach kaudal nur in sehr geringem Maße möglich ist. Diese Analyse ist älter als allgemein bekannt, schon Vincent hat diese Erklärung gegeben.

Die Auffassung, der Druck auf den N. oculomotorius verursache die bekannte Mydriasis auf der Seite der Raumbeengung, blieb nicht unbestritten. Zwei wesentliche Momente sind es, welche gegen diese verbreitete Auffassung sprechen:

1. Die Pupillenerweiterung bei Lähmung des N. oculomotorius ist mäßig und nie so hochgradig wie die Mydriasis bei den endokraniellen Hämatomen.
2. Zugleich mit der Mydriasis pflegt keine äußere Okulomotoriusparese aufzutreten, obwohl aus klinischer Erfahrung bekannt ist, daß die Fasern des dritten Hirnnerven für die Augenmuskeln empfindlicher sind als die parasympathischen.

F. Scharfetter ist aus diesen Gründen der Ansicht, daß die Mydriasis Folge von Hirndruck sei; die typische Hirndruckpupille sei die maximal weite lichtstarre Pupille. Im Frühstadium überwiege der Parasympathikotonus und die Miosis, hingegen seien bei voller Ausprägung der Sympathikotonus und die Mydriasis zu beobachten. Diese Anschauung hat vor allem durch die verständliche Pathogenese viel für sich. Wir wissen, daß die Pupillen bei Sympathikusreizung maximal weit werden und die Okulomotoriuslähmungen anderer Genese nie extrem weite Pupillen verursachen. Wir wissen auch, daß die durch Sympathikusreizung entstandene Mydriasis gegenüber anderen Einflüssen überwiegt. Andere Momente erschüttern diese Analyse. Verletzte mit epiduralen Hämatomen, welche nach luzidem Intervall auftreten, weisen manchmal als erstes Symptom die Mydriasis auf und bieten sonst keine Zeichen des Sympathikotonus. Zahlreiche

Patienten mit gesteigertem endokraniellen Druck durch Hirnödem weisen in keinem Stadium eine Miosis oder Mydriasis auf. Eine nennenswerte Regelmäßigkeit der Kausalität zwischen lokalem oder allgemeinem Hirndruck und der Mydriasis ist in der Klinik nicht zu beobachten.

Das Abgehen von der verbreiteten Ansicht, die einseitige Mydriasis der Hämatome hänge vom Druck auf den N. oculomotorius ab, hieße, eine unbefriedigende Analyse durch eine neue Erklärung zu ersetzen, welche ebenso Mängel aufweist, wie die bisher akzeptierte; der Unterschied läge nur in einem Wechsel der offenen Fragen.

Wir müssen uns dessen bewußt sein, daß unsere Diagnostik teilweise empirisch ist und die Pathogenese der Symptomatik nur schrittweise aufgeklärt werden kann. Auch bei anderen Pupillensymptomen müssen wir Unstimmigkeiten in Kauf nehmen. So pflegt die Pupille auf der Seite der Verletzung eines Sehnerven mit Amaurose etwas weiter zu sein als die andere. Es ist jedoch keine Seltenheit, daß das Gegenteil gefunden wird (Abb. 7, 8a), ohne daß es möglich wäre, solche Befunde zu erklären.

Oft genug findet man auch bei ausgedehnten epiduralen und subduralen Hämatomen keine Mydriasis der Herdseite, sondern nur geringe bis mäßige Anisokorien. Verschiedenste Einflüsse dürften bestehen, deren Zusammenhänge bisher nur unvollkommen bekannt sind. Insgesamt zeigt sich, daß es bei frischen Schädelhirnverletzten nur ausnahmsweise möglich ist, aus einem Pupillenbefund konkrete Schlüsse zu ziehen. Man muß sich vergegenwärtigen, daß die nervöse Versorgung nur vom vegetativen Nervensystem stammt und sämtliche vegetativ wirksamen Einflüsse auch die Pupillen verändern können. Dazu kommt, daß die sympathischen Fasern aus dem Plexus caroticus stammen, der keineswegs nur die Pupillenmuskulatur versorgt, und vom ganzen Verzweigungsgebiet des Plexus caroticus im Bereiche des Kopfes eine vegetativ sympathische Pupillenreaktion möglich ist.

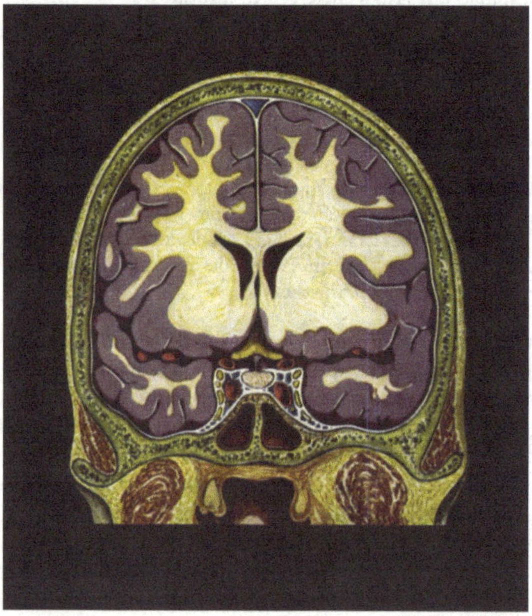

Abb. 2a

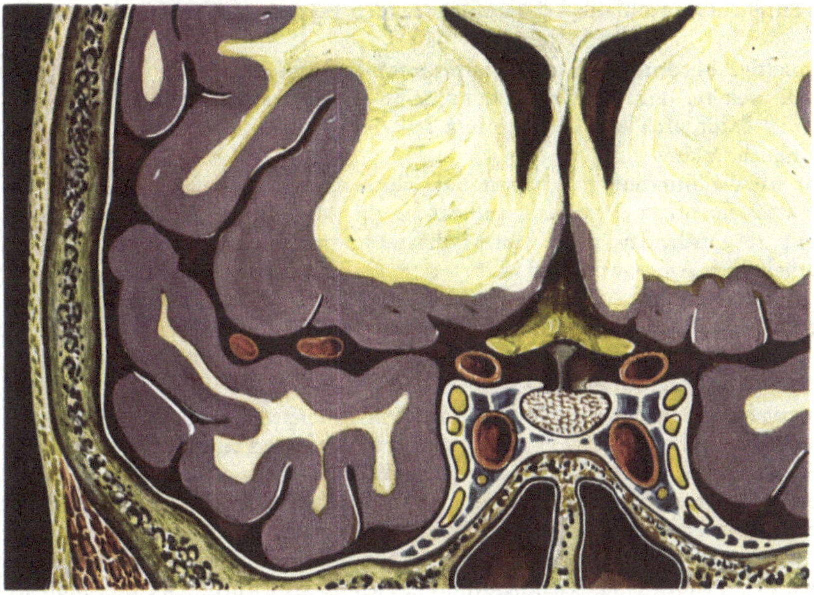

Abb. 2b

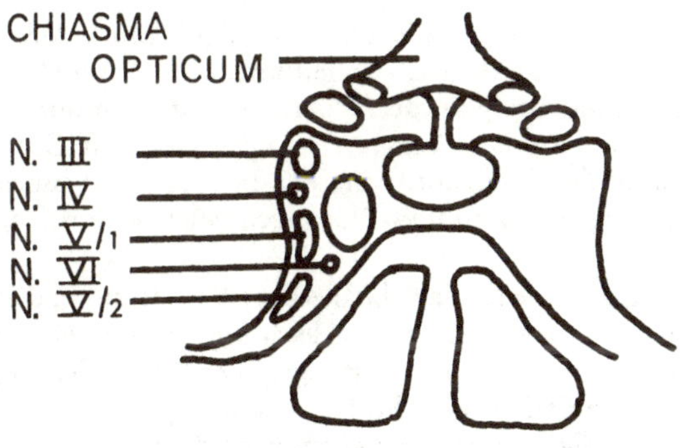

Abb. 2c

Abb. 2: Anatomische Darstellung der Verhältnisse zwischen Temporallappen, N. oculomotorius und der A. carotis interna. Frontalschnitt ziemlich knapp vor dem Abgang der A. communicans posterior von der A. carotis interna. Auf der Abbildung ist der N. oculomotorius schon von Dura überdeckt, etwas weiter hinten liegt er außerhalb der Dura. Die Abbildung zeigt, daß bei Hirnödem oder einem raumfordernden Hämatom der N. oculomotorius gegen die A. carotis interna gepreßt wird. Eine Nervenläsion durch den Pulsationsdruck der Arterie ist auch an dieser Stelle denkbar, vor allem dann, wenn die Blutfülle des Sinus cavernosus gering ist. Das Studium von Präparaten zeigt, daß die Dura an dieser Stelle dünn und die räumliche Nähe der Gebilde eindrucksvoll ist.

Pupillensymptomatik bei raumfordernden Hämatomen und Impressionen

Die einseitige Mydriasis gilt als Leitsymptom für raumbeengende Hämatome auf der Seite der weiteren Pupille. Bei Köbcke heißt es: „Eine einseitige Mydriasis ist an sich beweisend dafür, daß eine Hirnstörung auf derselben Seite vorliegt." Es folgen dann einige Einschränkungen.

So klar wie die Situation nach diesem Satz aussieht, ist sie gewiß nicht. Es gibt viele Ursachen einer einseitigen Mydriasis, auch solche, die vom Auge selbst ausgehen. Es ist schon schwierig zu entscheiden, wann von Mydriasis zu sprechen ist, wann von einer geringen oder erheblichen Anisokorie, und es ist nie entscheidbar, ob sich aus einer geringen Anisokorie in kürzester Zeit eine einseitige und eindeutige Mydriasis entwickeln wird.

Trotz aller Unsicherheiten hat sich die Ansicht, daß die weitere Pupille in der Regel die Seite eines zu operierenden Hämatoms anzeigt, bis heute gehalten und häufig ist dieses Symptom tatsächlich zutreffend.

Eine statistische Erfassung der Verläßlichkeit eines Symptoms würde eine sehr große Zahl sichergestellter Fälle fordern. Es dürfte aussichtslos sein, echtes statistisches Material auswerten zu können, weil die Voraussetzungen dafür kaum zu erbringen sind. Die sichergestellten Hämatome sind nicht so häufig, daß ein Team in einem begrenzten Zeitraum viele hunderte Fälle zur Behandlung bekommt. Werden aber Krankengeschichten über Verletzte verwertet, die aus einem anderen Zeitraum stammen und von anderen Ärzten verfaßt wurden, bleiben einige entscheidende Fragen unbeantwortet. Welches Maß hatte ein Untersucher in der Wertung einer Anisokorie angewendet? Wurden schon banale nicht raumbeengende Fissurenblutungen als „epidurale Blutung" bezeichnet oder nur Blutungen, die ein derartiges Ausmaß hatten, daß sie zu erhöhtem Hirndruck führen mußten? Aber selbst die Beurteilung durch denselben Arzt bleibt im Laufe der Jahre nicht konstant. Man lernt zu, modifiziert und schließlich kann derselbe Arzt in größeren Zeitabständen unvergleichbare Krankengeschichten verfassen. Es könnten weitere Fragen aufgeworfen werden.

Es erscheint aufschlußreicher, eine statistisch nicht signifikante Anzahl von Krankengeschichten zu verwerten, die jedoch nach einheitlichen Gesichtspunkten abgefaßt wurden. In unseren Krankengeschichten gibt der Operateur ausnahmslos die Ausdehnung der Hämatome in Zentimetern an. Die Angaben erfolgen zwar auf Grund von Schätzungen, ergeben jedoch eindeutig die Größenordnung der Hämatome. Fissurenblutungen und die sehr häufigen geringfügigen subduralen Blutungen wurden nicht als „Hämatome" gewertet.

Von der Voraussetzung ausgehend, daß die mechanische Wirkung, der Druck aufs Gehirn, beim epiduralen und subduralen Hämatom gleich sein müßte, werden diese beiden sonst sehr verschiedenartigen traumatischen Blutungen nebeneinander angeführt. Chronische subdurale Hämatome werden hier nicht berücksichtigt, sondern nur frische subdurale Blutungen. Eine vollständige Trennung zwischen epiduralen und subduralen Blutungen ist vorerst schon deshalb unzweckmäßig, weil die Kombination beider Blutungsarten nicht sehr selten ist.

Die Tabelle 1 zeigt eine Übersicht über 38 sichergestellte endokranielle Hämatome, wobei nur wenige Gesichtspunkte (Pupillenweite, Lichtreaktion der Pupillen und Verlauf der Bewußtseinsstörung vor der Operation) berücksichtigt wurden.

Obwohl es sich bei der Tabelle 1 um Daten aus 38 Krankengeschichten handelt, werden nur 37 Fälle erwähnt. Bei der Pupillenprüfung gelang es einmal durch ein stark unter Spannung stehendes Brillenhämatom nicht, die Pupillen zur Ansicht zu bringen. Der Pupillenbefund war in diesem Falle für die Operationsindikation nicht maßgeblich. Bei diesem Verletzten traten in der Nacht nach dem Unfall spastische Krämpfe der Gliedmaßen auf, die links halbseitig wesentlich schwächer waren. Die Reflexe wurden links lebhafter als rechts; links war der Babinskireflex positiv. Die Bewußtseinslage verschlechterte sich. Dieser Verlauf war der Anlaß für eine sofortige Trepanation, welche ein rechtsseitiges epidurales Hämatom ergab.

TABELLE 1

	Epidurale Hämatome		Epid. H. + kontralat. subd. H.		Epid. H. + homolat. subd. H.		Epid. H. + homolat. Impr. Bruch		Subd. H. + homolat. Impr. Bruch		Subdurale Hämatome				
	A	B	A	B	A	B	A	B	A	B	A	B	A	B	
herdgleichseitige Pupille weiter	6	2	–	1	1	1	–	–	1	–	1	7	9	11	
herdkontralaterale Pupille weiter	1	–	1	–	–	2	–	–	–	–	–	–	2	2	
Pupillen gleich weit	3	1	–	1	1	–	–	2	–	1	–	4	4	9	
													15	22	37
beide Pupillen lichtstarr	1	2	–	1	1	2	–	1	–	–	–	6	2	12	
luzides Intervall	6	1	–	2	–	–	–	–	–	–	–	1	6	4	
relativ luzides Intervall	5	–	–	–	–	2	–	–	–	1	–	1	5	4	
durchgehend bewußtlos	–	2	–	–	2	1	–	3	–	–	1	9	3	15	
													14	23	37

A = überlebend, B = verstorben

Tabelle 1 enthält noch eine Besonderheit, die eines Kommentares bedarf. Ein weiterer Fall tritt unter den Pupillenbefunden nicht auf, weil vor der Operation kein Pupillenbefund erhoben wurde. Dieser Patient war nach dem Unfall nicht bewußtlos, wurde auch bei klarem Bewußtsein eingeliefert, $2^1/_2$ Stunden nach dem Unfall traten rasch Bewußtlosigkeit und ein Absinken der Pulsfrequenz von 64 auf 48 ein, Symptome, die Anlaß für die sofortige Probetrepanation in der Region einer rechtstemporalen Fissur waren. Es wurde ein epidurales Hämatom gefunden. Das luzide Intervall gemeinsam mit der Bradykardie ergaben die Operationsindikation, und der Verlauf war so bedrohlich, daß auf jede weitere Untersuchung verzichtet wurde.

Erst bei einer Nachuntersuchung 6 Monate nach dem Unfall wurde bei diesem Patienten eine homonyme Hemianopsie erhoben. Die Verletzung hinterließ überdies ein posttraumatisches Psychosyndrom und lebensgeschichtlich verursachte die Schädelhirnverletzung bei diesem zur Zeit des Unfalles 22 Jahre alten Mann einen biographischen Knick.

Andererseits scheint unter den Pupillenbefunden ein Fall zweimal auf. Bei diesem Verletzten ergab die Operation beiderseits im Bereiche der Arteria meningea media ein epidurales Hämatom. Auf der Seite der weiteren Pupille war das ausgedehntere Hämatom. In der Auswertung wurde die weitere Pupille bezogen auf das kleinere kontralaterale Hämatom auch angeführt. Es könnte sein, daß bei einer Operation zuerst das kleinere Hämatom aufgefunden und die zweite Seite nicht revidiert wird. Diese Krankengeschichte erinnert daran, daß stets an die Möglichkeit beidseitiger Hämatome zu denken ist. Nur eine beidseitige Angiographie könnte vor der Operation diesen Befund aufdecken. Solche Verletzte befinden sich in der Mehrzahl der Fälle in einem so bedrohlichen Zustand, daß allein der Zeitverlust einer beidseitigen Angiographie nicht vertretbar ist. Allein das Anlegen von mindestens drei Probebohrlöchern auf beiden Seiten ist eine ausreichend verläßliche Maßnahme.

Bei diesem Verletzten bestand anfangs eine totale Aphasie. Das Sprachverständnis stellte sich langsam wieder ein, nicht aber die motorische Sprache. 37 Tage nach dem Unfall bildete sich die motorische Aphasie plötzlich zurück, sofort konnte der Patient ohne Fehler sprechen (P. MIFKA).

Daraufhin wurde der Patient weitgehend gesund. Zwei Jahre nach dem Unfall unternahm er eine Flugreise ans Schwarze Meer und nahm dort Sonnenbäder. Innerhalb weniger Tage trat eine

Sepsis auf, wobei sämtliche Antibiotika wirkungslos blieben und der Patient starb. Die Obduktion ergab eine Sepsis, die von der Keilbeinhöhle ausging. In dieser Region bestand ein Bruchspalt. Es wurde angenommen, daß die Flugreise gemeinsam mit der intensiven Sonnenbestrahlung zu einer Anergie führten, welche der Anlaß für die Sepsis auf der Basis der zwei Jahre zurückliegenden Verletzung war.
Aber auch bei der Zusammenstellung über die Bewußtseinsstörung tritt ein Fall weniger auf, als der Gesamtzahl entspricht. Es handelte sich um einen Patienten, der bei der Einlieferung bei klarem Bewußtsein war. Die Bewußtseinslage verschlechterte sich bis zur Operation nicht, es bestand also kein luzides Intervall und auch keine Bewußtlosigkeit. Die Operationsindikation ergab sich aus dem Röntgenbefund. Es bestand eine rechts frontale Impression. Bei der Operation wurde ein akutes subdurales Hämatom gefunden. In diesem Falle erfolgte also die Operation vermutlich innerhalb des luziden Intervalls. Sehr wahrscheinlich hätte sich der Zustand ohne Operation bald verschlechtert. Er war einer der wenigen überlebenden Verletzten mit subduralem Hämatom, vielleicht nicht zuletzt deshalb, weil die Operation frühzeitiger erfolgte, als dies ohne Impressionsbruch möglich gewesen wäre.

Tabelle 1 gibt kein ausreichendes Bild über die Verhältnisse, wie sie bei den *epiduralen Blutungen* bestehen. Eine nähere Aufgliederung zeigt, daß eine Reihe von Variationen besondere Beachtung erfordert. Es ergeben sich folgende Möglichkeiten:

einseitige Raumbeengung beidseitige Raumbeengung	gleich weite Pupillen	mittlere Weite Mydriasis
WEITERE PUPILLE:		
herdgleichseitig herdkontralateral	Anisokorie	beidseitige Mydriasis mäßige Weite beider Pupillen nur einseitige Mydriasis

Theoretisch wären gleich weite Pupillen mit Miosis ebenfalls zu erwarten. Zu Beginn des Hirndruckes sollen die Pupillen eng sein. Tatsächlich kommen Verletzte mit diesem Befund nicht zur Beobachtung.
Gleich weite Pupillen mittlerer Weite, fast immer mit beidseitiger Lichtstarre verbunden, sind dann zu finden, wenn außer einem epiduralen Hämatom eine schwere Gehirnkontusion mit Hirnödem besteht (Ophthalmoplegisches Syndrom S. 27).
Eine weitere Möglichkeit ist bei beidseitiger weitgehend symmetrischer Raumbeengung gegeben. Selten sind beidseitige epidurale Hämatome, etwas häufiger die Kombination eines epiduralen Hämatoms mit einem kontralateralen subduralen Hämatom. Gleichartig ist die Kombination eines epiduralen Hämatoms mit einem Impressionsbruch der Gegenseite zu werten. Bei Raumbeengung beider Seiten können die Pupillen mittelweit bleiben, jedoch auch beidseitige Mydriasis kommt vor. Die symmetrische Mydriasis ist deshalb von besonderer Bedeutung, weil der Befund der Pupillen nicht von dem zu unterscheiden ist, der häufig ante exitum zu sehen ist. Es gibt außer der Angiographie keine Untersuchungsmöglichkeit, diese Hämatome aufzudecken. Die Echoenzephalographie zeigt keine oder bei asymmetrischen Hämatomen eine sehr geringe Dislokation des Mittellinienechos. Die Angiographie soll jedoch in solchen Fällen nicht angewendet werden, da sie in jeder Hinsicht für diese Verletzten nicht zumutbar und der Zeitverlust zu groß ist. Die beidseitige Probetrepanation ist die einzige geeignete Methode, die in dieser Situation noch Aussicht auf Erfolg hat.
Die beidseitige Mydriasis ist häufig ein Signum mali ominis und wird bei Verletzten kurz vor dem Exitus gesehen. Drei unserer Verletzten mit diesem Symptom boten bei der Operation ein einseitiges epidurales Hämatom, zwei davon starben postoperativ, der dritte zwei Tage später. Häufig deckt die Probetrepanation ein Hirnödem aber kein Hämatom auf.

Es ist noch an die toxische Pupillenveränderung zu denken. Stark alkoholisierte Verletzte, die im Rausch einen Unfall erleiden, weisen oft relativ weite, lichtstarre Pupillen auf. Bei einem dieser Fälle trat nach der Operation eines epiduralen Hämatoms und dem Abnehmen der Alkoholwirkung eine Anisokorie auf.

Selten gelingt die Operation eines epiduralen Hämatoms ohne Anisokorie im luziden Intervall. Die Operationsindikation pflegt dann durch einen Impressionsbruch gegeben Abnehmen der Alkoholwirkung eine Anisokorie auf.

Von den hier berücksichtigten Fällen, bei denen keine Anisokorie bestand, sind sämtliche bis auf einen, der ungeklärt blieb, durch die angeführten Möglichkeiten zu analysieren.

Auch bei einer Anisokorie können die Pupillen sehr weit sein. Es besteht dann eine nicht ganz symmetrische beidseitige Mydriasis. In diesem Falle ist an beidseitige Raumbeengung zu denken. Wird auf der einen Seite, meist wird zuerst auf der Seite der weiteren Pupille operiert, ein Hämatom gefunden, soll man sich damit keineswegs begnügen; die andere Seite soll jedenfalls kontrolliert werden. Dies ist umso wichtiger, als gerade bei solchen Verletzten das Ergebnis der Echoenzephalographie irreführend sein kann. Das dislozierte Mittellinienecho zeigt das größere Hämatom an. Die Echoenzephalographie kann bei beidseitiger Raumbeengung nur auf die Seite der ausgedehnteren Blutung weisen. Beidseitige Hämatome können durch die Echoenzephalographie niemals festgestellt werden. Das kleinere kontralaterale Hämatom ist, da auf eine Angiographie zu verzichten ist, nur durch eine Probetrepanation aufzudecken.

Bei Verletzten, die eine einseitige Raumbeengung haben und die weitere Pupille auf der Seite des Herdes aufweisen, kann es sich um beidseits etwa mittelweite Pupillen handeln; nicht immer ist auf der Herdseite eine echte Mydriasis zu sehen. Nur etwa zwei Drittel der epiduralen Hämatome mit typischem Verlauf bieten auf der Herdseite eine Mydriasis. Die geringe Anisokorie bei mittelweiten Pupillen kann besondere diagnostische Schwierigkeiten bieten. Gerade dieser so wenig charakteristische Befund, der so oft keine weittragende Bedeutung hat, ist der häufigste Pupillenbefund des protrahiert verlaufenden epiduralen Hämatoms. Schon in dem hier berücksichtigten zahlenmäßig geringen Material sind drei Fälle mit geringer Anisokorie, klinisch sehr langsamer Progredienz, bei denen es sich um epidurale Hämatome handelte. Die erfolgreiche Operation wurde bei diesen drei Verletzten am 5., 6. und 13. Tag durchgeführt. In allen Fällen deckte die Angiographie das Hämatom auf. Bei diesen Verläufen ist die Angiographie indiziert und die verläßlichste Methode. Bei einem dieser Verletzten bestand die Anisokorie nur vorübergehend. Zum Zeitpunkt der Operation waren die Pupillen gleich weit und reagierten auf Licht. Der längste Zeitraum zwischen Verletzung und der erfolgreichen Operation eines epiduralen Hämatoms betrug in unserem Bereiche 19 Tage. Bei diesen protrahierten Verläufen wird in Analogie zum chronischen subduralen Hämatom auch vom „chronischen" epiduralen Hämatom gesprochen. Der Zeitraum zwischen Unfall und der Operation kann bis zu 39 Tagen betragen (W. Gördes).

Geringe Anisokorien sind auch bei Patienten zu beobachten, bei denen die Operation sehr frühzeitig erfolgt. Die Indikation kann durch Impressionsbrüche, das Auftreten von Anfällen usw. gegeben sein. Man kann dann manchmal annehmen, daß die Operation erfolgte, bevor es zu einer ausgeprägten Anisokorie kommen konnte.

Bemerkenswert sind Fälle, bei denen die weitere Pupille kontralateral zum Hämatom gefunden wird. Eindeutig ist dieser Befund dann, wenn beidseitige Raumbeengung vorliegt und die weitere Pupille kontralateral zum kleineren Hämatom gefunden wird.

Es ist bekannt, daß der Mydriasis der epiduralen Hämatome eine Miosis vorausgehen kann. Wird das Hämatom in diesem Stadium z. B. durch eine Echoenzephalographie aufgedeckt, wird die weitere Pupille auf der Gegenseite der Raumbeengung zu befunden

sein. Bei einzelnen derart zu analysierenden Fällen tritt postoperativ herdgleichseitig eine Pupillenerweiterung auf.
Es wird noch eine Ursache für die herdkontralateral weiteren Pupillen angenommen. Von raumfordernden Prozeßen der hinteren Schädelgrube her weiß man, daß der Tumor (z. B. Akustikusneurinom) zu einer Torsion des Hirnstammes führen kann. Durch die Torsion, Dislokation des Hirnstammes und Druck gegen die kontralaterale Pyramide kann es zu Symptomatik der Gegenseite, also etwa einer Halbseitenparese auf der Seite des Tumors, kommen. Für Prozesse der hinteren Schädelgrube ist dieser Vorgang erwiesen. Bei Raumbeengungen im Bereiche des Großhirnes kann diese Analyse nicht als sichergestellt angesehen werden.
Es bietet sich eine andere sehr einfache Erklärung an. Sehr häufig bestehen Basisasymmetrien, vor allem die Pyramiden können sehr verschieden hoch stehen (Abb. 12). Befindet sich ein Hämatom auf der Seite der Pyramide, die niedriger steht, kann kontralateral durch die höher stehende Pyramide schon bei geringerem, von der Gegenseite fortgeleitetem Druck Symptomatik auftreten.
Bei der Mehrzahl der epiduralen Hämatome kommt es durch die Verletzung selbst oder durch die Compressio cerebri zu Läsionen des Gehirngewebes. Der weitere Verlauf ist daher auch von allen Momenten abhängig, welche einen Einfluß auf die Rückbildung und Kompensation aller Hirnläsionen haben, vom Alter, von Vorkrankheiten, von dem Zustand des Patienten zur Zeit des Unfalles und vom Vorhandensein und Maß der Nebenverletzungen (McLaurin und Mitarbeiter, P. Mifka u. a.).

Der Pupillenbefund der *subduralen Hämatome* ist nach denselben Grundsätzen zu analysieren wie jener der Epiduralhämatome. Es ergeben sich Unterschiede, deren Ursache darin zu suchen ist, daß bei den subduralen Hämatomen mit viel größerer Wahrscheinlichkeit mit schweren zerebralen Läsionen zu rechnen ist. Es gibt epidurale Hämatome, die mit luzidem Intervall verlaufen, bei denen die zerebrale Läsion erst durch die Compressio cerebri auftritt. Werden die Verletzten frühzeitig operiert, haben sie eine gute Prognose. Das akute Subduralhämaton ist praktisch immer mit erheblichen zerebralen Läsionen verbunden.
Bei der Operation der Subduralhämatome sind im Operationsgebiet stets Quetschungsherde und meist auch Hirnödem zu sehen, hingegen sieht das Gehirn im Operationsgebiet der Epiduralhämatome makroskopisch oft unversehrt aus.
Der Befund gleich weiter, mittelweiter Pupillen, die lichtstarr sind, wobei sich die Augen in Mittelstellung befinden (ophthalmoplegisches Syndrom), kommt beim Subduralhämatom viel öfter als beim epiduralen vor.
Der nächste maßgebliche Unterschied des Pupillenbefundes besteht darin, daß die herdgleichseitige Mydriasis wesentlich seltener ist. Bei den epiduralen Hämatomen, die eine Anisokorie aufweisen, kann man bei zwei Drittel der Fälle mit einer homolateralen Mydriasis rechnen, hingegen bei den Subduralhämatomen bei einem Drittel der Verletzten (Abb. 3).
Beim Subduralhämatom ist es sehr selten, daß die herdkontralaterale Pupille weiter gefunden wird. Dies gilt nur für die akute Blutung. Beim chronischen subduralen Hämatom kommt dies ebenso wie bei der Epiduralblutung vor. Vielleicht ist die Ausdehnung der Blutung auf viel größere Gebiete des Großhirnes, die in gleicher Weise beim epiduralen Hämatom und chronischen subduralen Hämatom nicht vorliegt, die Ursache. Die Druckverhältnisse dürften durch die Art der Ausbreitung andere sein.
Ähnlich dem chronischen epiduralen Hämatom, das kein echtes „chronisches" ist, kommen protrahierte Verläufe auch bei der akuten subduralen Blutung vor. Einer der referierten

Fälle wurde erst am 6. Tag nach der Verletzung operiert. Bei diesen Patienten besteht keine oder eine geringe Anisokorie, nie aber eine herdgleichseitige Mydriasis.

Die Pupillenbefunde geben nicht nur diagnostische, sondern auch *prognostische Aufschlüsse*. Prompt und ausgiebig reagierende Pupillen, unabhängig davon, ob eine Anisokorie besteht, weisen immer auf eine wesentlich günstigere Prognose als lichtstarre Pupillen. Postoperativ ist bei bewußtlosen Patienten der Wiedereintritt der Lichtreaktion der Pupillen das erste Zeichen einer Besserung. Die Kombination lichtstarrer mittelweiter Pupillen mit fehlenden spontanen Augenbewegungen (kein Nystagmus, kein Pendeln usw.) kann bei bewußtlosen Patienten als Zeichen besonders ungünstiger Prognose angesehen werden. Aus Tabelle 1 geht hervor, daß der Befund durchgehender Bewußtlosigkeit vorwiegend bei Verletzten aufscheint, die verstarben.

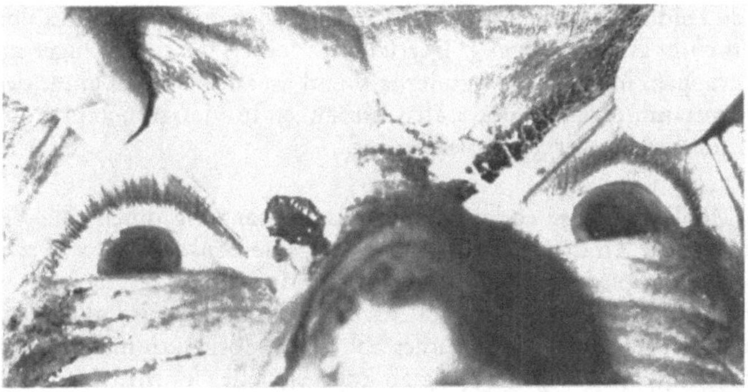

Abb. 3: Eine Mydriasis links und eine etwas übermittelweite Pupille rechts bei beidseitiger Lichtstarre und geringer Divergenzstellung der Bulbi bot der Patient sofort nach der Einlieferung. Bei der Röntgenuntersuchung wurde kein Bruch gesehen. Die Echoenzephalographie ergab eine Dislokation des Mittellinienechos um 6 mm nach rechts. Die Operation deckte eine ausgedehnte raumfordernde subdurale Blutung links und keine Blutung rechts auf. Der Patient kam innerhalb zwei Tagen ad exitum.

Die Kombination beidseitig lichtstarrer Pupillen mit durchgehender Bewußtlosigkeit ist eines der prognostisch besonders ungünstigen Zeichen.

Es gibt jedoch keine absolut ungünstigen Prognosen. Selbst bei Zustandsbildern, die infaust erscheinen, kommen Restitutionen vor. Als Muster wird der Auszug aus einer Krankengeschichte wiedergegeben:

Ein 32 Jahre alter Spengler stürzte aus 4,5 m Höhe ab. Bei der Einlieferung ins Krankenhaus war er bewußtlos, beide Pupillen waren lichtstarr, wobei aber die linke deutlich weiter als die rechte war. Links frontoparietal wurde röntgenologisch ein Bruchspalt erhoben. Die Operation bald nach der Einlieferung ergab linksseitig ein frontales epidurales Hämatom und auf derselben Seite eine subdurale Blutung. Am Tage nach dem Unfall war der Patient verwirrt, der Pupillenbefund unverändert. Am vierten Tag nach der Verletzung wurde linksseitig eine Ophthalmoplegie erhoben, rechtsseitig bestand horizontaler Spontannystagmus, die rechte Pupille reagierte prompt und ausgiebig auf Licht und der rechte Augapfel war frei beweglich. Schon am folgenden Tag war eine geringe Beweglichkeit des linken Augapfels nach allen Richtungen zu beobachten, psychisch war inzwischen keine nennenswerte Änderung eingetreten. Die Ophthalmoplegie bildete sich innerhalb von 19 Tagen bis auf eine Abduzenslähmung zurück und zugleich hatte sich eine vollständige Abblassung der linken Papille eingestellt. Fünf Wochen nach dem Unfall stellte sich eine nasale Liquorrhoe ein, die nach weiteren drei Wochen spontan sistierte. Während der Periode der

Liquorrhoe bestand röntgenologisch eine subdurale Pneumenzephalie. Das anfangs hochgradig abnorme EEG bildete sich innerhalb sechs Wochen zur Norm zurück.
Eine nervenärztliche Kontrolle 10 Monate nach dem Unfall ergab: Anosmie, Blindheit links, keine Bewegungsstörung der Augäpfel und ein erhebliches posttraumatisches Psychosyndrom.

Die zusammengefaßte Krankengeschichte zeigt, daß es sich um einen Verlauf mit vielfachen Komplikationen handelte. Hätte es sich nicht um einen jungen, sehr kräftigen Patienten gehandelt und wäre, wie vor einigen Jahren, das Rüstzeug moderner Intensivpflege nicht zur Verfügung gestanden, hätte er die Verletzung kaum überlebt.
Zeigt wenigstens eine Pupille Lichtreaktion und sind auch dann, wenn der Patient bewußtlos ist, spontane Augenbewegungen zu beobachten, ist die Prognose relativ günstig zu beurteilen. Allerdings ist noch eine Abhängigkeit der Überlebensaussicht vom Alter, der Schwere der Nebenverletzungen und Vorkrankheiten (Gefäßkrankheiten, Diabetes, zerebrale Vorschädigungen usw.) in Rechnung zu stellen (P. Mifka und E. Scherzer).
Sowohl bei den epiduralen als auch den subduralen Blutungen handelt es sich um Symptomatik *progredienter Raumbeengung*. Der Unterschied ergibt sich weniger aus der Lokalisation der Blutungen, in einem Fall außerhalb und im anderen Fall unter der Dura mater, als aus dem Umstand, daß die subduralen Blutungen in viel größerem Ausmaß mit zerebralen Kontusionsherden vergesellschaftet sind.

Eine weitere Möglichkeit der endokraniellen Raumbeengung durch eine Verletzung sind *die Impressionsbrüche*. In diesem Falle liegt jedoch eine *konstante Raumbeengung* vor und zerebrale Verletzungsherde gehören nicht in dem Maße zur Verletzung wie bei den subduralen Blutungen. Die hier beobachtete Augensymptomatik wird also von der Lokalisation und dem Maß des Impressionsbruches abhängen, aber auch maßgeblich davon beeinflußt sein, wie weitgehend es gleichzeitig zu kontusionellen Hirnschäden kommt.
Es ist zu bedenken, daß durch den Vorgang eines Impressionsbruches kinetische Energie verbraucht wird, die aufs Gehirn weitergeleitet werden müßte, wenn der Knochen der mechanischen Einwirkung standhalten würde. Es sind daher bei Eindellungsbrüchen eher lokale zerebrale Verletzungsherde als die multiplen Läsionen, wie sie von Schädelhirnverletzungen ohne Eindellung bekannt sind, zu erwarten. Andererseits gibt es genug Verletzte mit Eindellungsbrüchen, welche zugleich die Zeichen einer schweren zerebralen Allgemeinschädigung bieten. Bei diesen Patienten gewinnt man den Eindruck, daß die Verletzungen rasch tödlich verlaufen wären, hätten nicht ausgedehnte Knochenbrüche einen Teil der Gewalt konsumiert. Eine Krankengeschichte soll dieses Problem veranschaulichen:

Ein 31 Jahre alter Mann erlitt an einer Hobelmaschine eine frontobasale Schädelverletzung. Ein großer Teil der Stirnbeinschuppe war ausgebrochen und nach oben verschoben, so daß bei der Aufnahme des Verletzten ins Krankenhaus oberhalb der Augen ein zirka 1 cm breiter Spalt klaffte, in dem die Dura mater gerissen war und das Hirn freilag. Zugleich war der Patient bei klarem Bewußtsein und zerebrale Symptomatik konnte nicht erhoben werden. Auch postoperativ erfolgte mehrmals eine nervenärztliche Untersuchung; stets wurde ein normaler Befund erhoben; nie bestand abnorme Augensymptomatik. 18 Tage nach dem Unfall konnte der Verletzte beschwerdefrei aus der stationären Behandlung entlassen werden.

Es ist wenig wahrscheinlich, daß die geschilderte Verletzung ebenso günstig verlaufen wäre, wenn der Knochen standgehalten hätte. Die Energie, die notwendig war, die schweren Knochenveränderungen hervorzurufen, hätte, aufs Gehirn weitergeleitet, Schaden verursachen müssen.
Wenn die Impressionsbrüche, die nicht zugleich zu einer raumbeengenden Blutung führten, nach ähnlichen Gesichtspunkten zusammengestellt werden wie die Blutungen, ergibt sich:

TABELLE 2

35 Fälle	frontobasale Impr. Brüche		temporobasale Impr. Brüche		Impr. Brüche anderer Lokalisation		
	A	B	A	B	A	B	
herdgleichseitig Pupille weiter	2	2	–	–	2	1	
herdkontralateral Pupille weiter	–	–	–	–	–	–	
Pupillen gleich weit, reagierend	4	1	3	–	9	2	
beide Pupillen lichtstarr	1	5	–	–	1	2	35
bewußtseinsklar	3	–	1	–	5	–	
bewußtseinsgestört eingeliefert	2	1	1	–	4	1	
bewußtlos eingeliefert	2	7	1	–	4	3	35

A = überlebend, B = verstorben

Die Begriffe mußten hier etwas anders gewählt werden. Luzide Intervalle gibt es bei den Impressionsbrüchen nicht, da die Operationsindikation allein durch die Röntgenuntersuchung gegeben ist und ein Zuwarten entfällt. Es kommen eine Reihe Verletzter vor, die vor und nach der Operation bewußtseinsklar waren. Alle Angaben geben keinen Aufschluß darüber, wie die Bewußtseinslage an der Unfallstelle und während des Transportes war, denn die Berichte darüber sind selten ausreichend verwertbar. Es ist durchaus möglich, daß es Verletzte mit Impressionsbrüchen gibt, die ein luzides oder relativ luzides Intervall haben, wenn es durch Hirnödem zu einer Verschlechterung der Bewußtseinslage kommt. Dieser Vorgang kann sich aber nur im Zeitraum zwischen dem Unfall und der Operation abspielen, entzieht sich also unserer Beobachtung, da ja die Operation in kürzester Zeit nach der Aufnahme des Patienten erfolgt.

Bei den Hämatomen wurde angegeben, wie viele Patienten „durchgehend bewußtlos" waren, womit „durchgehend" von der Aufnahme bis zur Operation gemeint ist. Bei Impressionsbrüchen ist ein maßgeblicher Einfluß der Operation auf die zerebrale Symptomatik, wie die Bewußtlosigkeit, nicht zu erwarten, weshalb die Bewußtseinslage bei der Aufnahme festgehalten wurde.

Eine Analyse der Pupillensymptomatik bei Impressionsbrüchen in gleicher Weise wie bei den Hämatomen ist, obwohl manche Impressionsbrüche raumfordernd sind, nicht möglich und nicht berechtigt. Unter diesen Verletzungen sind die frontobasalen Brüche häufig und zwei Drittel davon sind weitgehend symmetrisch. Die Anisokorien bei den frontobasalen Schädelhirnverletzungen sind relativ oft durch Läsion eines Sehnerven verursacht und sagen damit über endokranielle Raumbeengung nichts aus. Da raumfordernde Hämatome auf der Seite der Optikusverletzung keine Seltenheit sind, ist die Diagnostik in diesem Fall besonders schwierig.

Nicht nur die frontalen, auch die parietalen Impressionen sind oft genug symmetrisch. Die bei diesen Verletzungen erhobenen Anisokorien sind daher, wenn kein zusätzliches Hämatom besteht, diagnostisch sehr unsicher zu verwerten. Es läßt sich nur ausnahmsweise differenzieren, ob die Pupillendifferenz Folge der Gehirnkontusion, des Ödems oder der Raumbeengung durch die Impression ist.

Bei den Eindellungsbrüchen sind noch weitere Möglichkeiten zu bedenken, die eine Ursache für eine Anisokorie darstellen können. Führt ein Impressionsbruch zur Zerreissung der Dura, vor allem in basalen Anteilen, können die Verletzungen sehr schmerzhaft sein. Eine schmerzbedingte Mydriasis beidseitig oder auf der Seite der Verletzung wäre denkbar. Tatsächlich kommt die algetisch entstandene Mydriasis fast nur bei kleinen Impres-

sionen in der Umgebung der Augen zur Beobachtung, wie beim Fall, der auf S. 9 beschrieben wurde. Auch die algetische Mydriasis durch eine schmerzhafte Verletzung nahe dem Auge ist selten.
Die Hirnhaut wird ebenso wie der M. dilatator pupillae mit sympathischen Fasern aus dem Plexus caroticus versorgt. Das gleiche gilt für die zerebralen Gefäße. Hirnhautverletzungen sind bei Impressionsbrüchen sehr häufig und eine Auswirkung über das sympathische Geflecht auf die Pupillenweite wäre nicht erstaunlich. Tatsächlich findet sich bei den rein einseitigen Eindellungsbrüchen mit Hirnhautverletzung keine mit einiger Regelmäßigkeit auftretende Pupillensymptomatik, die auf eine derartige Wirksamkeit weisen würde.
Bei einem Viertel der Impressionsbrüche sind klinisch keine Zeichen einer Gehirnverletzung feststellbar, wobei nur Eindellungen berücksichtigt wurden, deren Tiefe eine zerebrale Verletzung erwarten ließ. Man würde annehmen, daß es sich um ältere Patienten handelt, bei denen der endokranielle Reserveraum durch atrophische Veränderungen des Gehirnes ungewöhnlich groß ist. Dies ist nicht der Fall. Die Altersverteilung dieser Fälle weicht vom Durchschnitt nicht ab. Tatsächlich bestehen bei allen Patienten mit tieferen Impressionen zerebrale Verletzungsherde. Manchmal sind diese im Operationsgebiet zu sehen, manchmal ist der Verlauf der EEG-Untersuchungen als beweisend anzusehen. Die Ursache der relativ häufigen Symptomlosigkeit dieser zerebralen Verletzungsherde liegt in zwei Umständen:

1. Es werden Regionen betroffen, bei denen keine Herdausfälle zu erwarten sind, z. B. der rechte Temporallappen beim Rechtshänder, „stumme" Regionen der Frontallappen. (Ausnahmsweise bleiben kleine Läsionsherde durchaus nicht „stummer" Regionen, z. B. des Parietallappens, symptomlos.)
2. Es ist anzunehmen, daß die kinetische Energie durch den Knochenbruch soweit konsumiert wird, daß es zu keinen Allgemeinschädigungen des Gehirnes kommt.

Bei derart verlaufenden Fällen ist in der Regel keine okuläre Symptomatik zu erheben.
Prognostisch ergeben sich bei Impressionsbrüchen die gleichen Gesichtspunkte wie bei den Hämatomen, zumal jeweils nicht das Hämatom oder der Impressionsbruch für das Überleben und die Aussicht auf Wiederherstellung maßgeblich sind, sondern der zerebrale Schaden; wie sehr dies der Fall ist, zeigt, daß unter den Verletzten mit Impressionsbrüchen zwei Patienten sind, die unter dem Bild des „apallischen Syndroms" verliefen und ad exitum kamen.
Von maßgeblichem Einfluß auf die Prognose der Eindellungsbrüche sind die Zerreißungen der venösen Sinus. Vor allem bei den medianen und paramedianen Impressionsbrüchen der Parietalgegend ist bei etwa 10% der Fälle mit einer Sinusverletzung zu rechnen, die die Prognose verschlechtert.

Pupillensymptomatik bei Gehirnkontusionen

Wenn man die endokraniellen Hämatome als progrediente und die Impressionsbrüche als konstante raumbeengende traumatische Prozesse ansieht, so wäre die *Gehirnkontusion* vorerst als traumatischer Schaden ohne Raumbeengung anzusehen. Dies ist aber unrichtig, denn durch die Gehirnkontusion kommt es zum Ödem, und dieses wirkt hochgradig raumfordernd, durch einige Zeit während des akuten Stadiums auch progredient. Die Symptomatik des Ödems bei Gehirnkontusionen spielt aber auch bei den Impressionsbrüchen und Hämatomen, vor allem bei den subduralen Blutungen, eine maßgebliche Rolle. Die hier vorgenommene Einteilung hat nur eine begrenzte Berechtigung. Für die Diagnostik und

die daraus resultierende Operationsindikation ist diese Trennung notwendig. Nach Klärung der Operationsindikation, gegebenenfalls postoperativ, sind die Gesichtspunkte in diagnostischer und therapeutischer Hinsicht gleich.
Wenn bei den Hämatomen und Eindellungsbrüchen Symptomatik und deren Verteilung angegeben wurde, so bezogen sich die Angaben auf die Befunde vor der Operation. Bei Gehirnkontusionen werden zwar auch Operationen durchgeführt (Probetrepanationen, bitemporale Entlastungen), ihr Effekt ist aber fast nie derart, daß die Operation als Zäsur des Verlaufes imponieren würde. Die Angaben über die Symptomatik stammen aus dem akuten Stadium. Bei Patienten, die überleben, ist der Verlauf oft genug protrahiert und es kommen innerhalb des akuten Stadiums Perioden mit sehr verschiedener Symptomatik zur Beobachtung. Bei Krankengeschichten mit einem signifikanten Wechsel, vor allem der Pupillensymptomatik, erfolgte die Zählung mehrfach, so daß eine Übereinstimmung mit der Gesamtheit der ausgewerteten Fälle nicht gegeben ist.
Auch hier wurde weniger Wert auf eine möglichst große Zahl verwerteter Krankengeschichten als auf die Homogenität der Beurteilungsbasis gelegt. Krankengeschichten, die zu ungenau geführt wurden, fanden ebenso keine Verwertung wie solche über Verletzte, die verstarben, bevor eine ausreichende Diagnostik möglich war.
Ähnlich wie bisher wird eine Zusammenstellung der Pupillensymptomatik in Relation zur Bewußtseinslage gebracht. Ein echtes luzides Intervall ist bei Gehirnkontusionen sehr selten; vor allem die stumpfen Verletzungen des Friedens führen fast immer sofort oder sehr rasch zu Bewußtseinsstörungen bis zur Bewußtlosigkeit. Immerhin fällt es auf, daß öfter berichtet wird, ein Verletzter habe unmittelbar nach dem Unfall noch geordnet gesprochen, bevor er bewußtlos geworden sei. Nur ausnahmsweise vollzieht sich der Eintritt der Bewußtseinsstörung unter unseren Augen. Die Folgen kleiner Gewebsblutungen, das Ödem, treten so rasch in Erscheinung, daß zum Zeitpunkt des Beginns der Krankenhausbehandlung die Bewußtseinsstörung schon besteht.
Ein nennenswerter Teil der Verletzten wird nicht in bewußtlosem, sondern in somnolentem oder soporösem Zustand eingeliefert. Die Patienten, welche ad exitum kommen, werden bewußtlos. Man kann den Zeitraum zwischen Somnolenz oder Sopor und Coma als relativ luzide Periode auffassen, obwohl dies nicht üblich ist, wenn kein Hämatom vorliegt.
Der Besprechung der Pupillensymptomatik bei Gehirnkontusionen kann vorausgeschickt werden, daß es einen für die Verletzungsart typischen Pupillenbefund nicht geben dürfte. Ganz abgesehen von der hier referierten, relativ kleinen Zahl von Krankengeschichten konnte nie eine Regelmäßigkeit der Befunde beobachtet werden, welche die Angabe eines für Hirnkontusionen typischen Befundes rechtfertigen könnte.

TABELLE 3

110 Fälle		A	B
Anisokorie	Lichtreaktion vorhanden	22	10
	beidseitige Lichtstarre	–	6
Pupillenweite seitengleich	Lichtreaktion vorhanden	41	15
	beidseitige Lichtstarre	3	18
bewußtseinsklar		1	1
bewußtseinsgestört		31	13
bewußtlos		35	29
		67	43

A = überlebend, B = verstorben

Man kann bei Hirnkontusionen nicht von herdgleichseitigen Pupillenerweiterungen wie bei den Hämatomen sprechen, wissen wir doch von den Obduktionen, daß in der Regel wesentlich mehr und ausgedehntere zerebrale Herde gefunden werden, als dies nach dem klinischen Befund zu erwarten wäre. Wenn man also die Anisokorien auf einen klinisch abgrenzbaren Herd beziehen wollte, wäre dies eine zu grobe Schätzung. Es ist auch nicht wahrscheinlich, daß zerebrale Herde, die etwa eine Halbseitenlähmung oder eine Aphasie verursachen, mit einiger Regelmäßigkeit einen Einfluß auf die Pupillen haben. So waren z. B. unter den 110 Gehirnkontusionen elf Verletzte mit Aphasien, von denen neun seitengleiche Pupillen boten. Beide Patienten mit Anisokorien hatten links die weitere Pupille, einer von diesen, ein Rechtshänder, hatte zugleich eine links halbseitige Parese und die Echoenzephalographie zeigte vorübergehend eine geringe Dislokation des Mittellinienechos nach links. Die Aphasie bildete sich nach etwa $2^1/_2$ Wochen zurück.
Da das Hirnödem zu einer endokraniellen Raumbeengung führt, wäre zu erwarten, daß ähnlich wie bei den Hämatomen eine Mydriasis durch Druck auf den N. oculomotorius vorkommt. Dies ist auch tatsächlich der Fall. Unter den 38 Verletzten mit Anisokorien waren neun mit einseitiger Mydriasis, gleich der, wie sie bei den Hämatomen zur Beobachtung kommt. Der Unterschied der Symptomatik durch Druck auf den N. oculomotorius bei den Hämatomen und Kontusionen ist nur der, daß es bei den Hämatomen postoperativ zur Entlastung kommt, hingegen bei den Kontusionen der gesteigerte Hirndruck durch Ödem wesentlich längere Zeit anhält. Die Folge ist, daß man bei Hirnödemen öfter außer der Mydriasis progrediente Okulomotoriusparesen beobachtet, die sich zurückbilden, wenn das Ödem abklingt.

TABELLE 4

	Anisokorien	
	innere Okulomotoriusläsion (Mydriasis)	geringe bis mäßige Anisokorie
epidurale Hämatome	6	9
subdurale Blutungen	2	7
Impressionsbrüche	1	9
Gehirnkontusionen	9	29

Diese Zusammenstellung zeigt, daß die einseitig extrem weite, lichtstarre Pupille für keine Form der Schädelhirnverletzung charakteristisch ist. Selbst dieses bekannteste Symptom kann nur *im Rahmen des klinischen Bildes und bei Berücksichtigung der Echoenzephalographie und oft auch der Angiographie* gewertet werden.
Man könnte vermuten, daß Hirndruck, der Folge von Ödem ist, und zu einer inneren Okulomotoriuslähmung führt, ein bedrohliches Maß hat. Diese Vermutung ist unrichtig. Von den neun Patienten mit innerer Okulomotoriuslähmung verstarben zwei. Von den sieben überlebenden Patienten wurde nur bei einem eine Entlastungstrepanation durchgeführt und ebenfalls bei einem der beiden Verstorbenen. Das Auftreten einer einseitigen Mydriasis mit Lichtstarre dieser Pupille ist, sofern kein Hämatom vorliegt, kein für die Prognose verwertbares Symptom.
Es kommen Befunde zur Beobachtung, welche der Erfahrung nach als ungünstiges Zeichen für die Überlebensaussicht zu werten sind. Von stets maßgeblicher Bedeutung sind folgende Momente, welche immer in Rechnung zu stellen sind: das Lebensalter, das Maß zusätzlicher Verletzungen und zerebrale Vorschädigungen. Die Abhängigkeit der Überlebensaussicht und im Falle des Überlebens der Restitution der zerebralen Funktionen vom Lebensalter ist unbestritten; selbst wenn man das Durchschnittsalter der in den Tabellen zusammengefaßten Fälle berechnet, kommt dies zum Ausdruck. Die überlebenden

Verletzten haben ein Durchschnittsalter von 39 Jahren, hingegen die verstorbenen von 48 Jahren. Wenn man bedenkt, daß Hirnverletzungen oft genug die Überlebensaussicht unabhängig von allen übrigen Momenten ausschließen, weil die zerebralen Zerstörungen nach ihrem Maß und ihrer Lokalisation jedenfalls letal sein müssen, und solche Verletzte bei den Verstorbenen mitgezählt wurden, ist der Unterschied offensichtlich.

Schwere Körperverletzungen, die zugleich mit einer Hirnverletzung auftreten, beeinflussen den Verlauf ungünstig. Wenn neben einer Gehirnkontusion mehrfache Knochenbrüche der Extremitäten vorliegen, verursachen der Blutverlust, der Wundschock und die notwendigen chirurgischen Maßnahmen eine viel ungünstigere Ausgangslage, als sie bei Patienten vorhanden ist, welche nur eine Schädelhirnverletzung erleiden. Ähnlich ist das Vorhandensein maßgeblicher vorbestehender zerebraler Schäden, Gefäßkrankheiten, Folgen von Schädelhirnverletzungen usw. prognostisch zu werten.

Der Einfluß dieser Faktoren läßt sich zahlenmäßig darstellen. Werden alle Verletzten berücksichtigt, welche das 40. Lebensjahr nicht überschritten hatten, fanden sich bei den Überlebenden 19 % und bei den Verstorbenen 31 % schwere Nebenverletzungen. Maßgebliche zerebrale Vorkrankheiten bestanden bei den Überlebenden keine, wohl aber viermal bei den verstorbenen Fällen. In der Altersgruppe über dem 40. Lebensjahr sind die Nebenverletzungen weniger maßgeblich als das Lebensalter. Sowohl bei den überlebenden als auch bei den verstorbenen Verletzten sind 30 % schwere Nebenverletzungen vorhanden, 63 % der Verstorbenen und nur 45 % der Überlebenden befinden sich in dieser Altersgruppe.

Bei Berücksichtigung dieser Momente können Augensymptome einen wesentlichen prognostischen Hinweis bieten. Sind beide Pupillen maximal weit und lichtstarr, ist dies ein besonders ungünstiges Zeichen, das fast immer kurze Zeit vor dem Exitus festzustellen ist. Obwohl dieser Pupillenbefund als Signum mali ominis gilt, kann auch dies nicht als Dogma angesehen werden. Eine 51 Jahre alte Frau bot nach einem Verkehrsunfall maximal weite, lichtstarre Pupillen und war bewußtlos. Lediglich das Vorhandensein der Kornealreflexe bot einen Hinweis darauf, daß es sich um kein sehr tiefes Coma handelte. Die Echoenzephalographie zeigte eine Dislokation des Mittellinienechos um 0,8 cm nach rechts. Die linksseitige Angiographie wies auf eine etwa 0,5 cm tiefe, vermutlich subdurale Blutung links. Während der Untersuchung und Schockbekämpfung besserte sich der Zustand der Patientin, so daß vorerst abgewartet werden konnte; zugleich wurden die Pupillen mittelweit und reagierten träge und unausgiebig auf Licht. Wegen der zunehmenden Besserung des klinischen Bildes wurde von einer Operation auch weiterhin Abstand genommen und nach einer Behandlungsdauer von 7 Wochen konnte die Patientin in gutem Zustand nach Hause entlassen werden.

Wesentlicher ist das Syndrom seitengleicher, etwa mittelweiter, lichtstarrer Pupillen, wobei sich beide Augen in Mittelstellung befinden und keine spontanen Augenbewegungen (Nystagmus, Deviationen der Bulbi usw.) zur Beobachtung kommen. Man kann diese für ein Stadium der Verletzung signifikante Kombination als *ophthalmoplegisches Syndrom* bezeichnen. Der Unterschied zur Ophthalmoplegie ergibt sich durch die Beidseitigkeit und die fehlende Mydriasis. Es handelt sich um einen Zustand vollständiger Paralyse, des gänzlichen Ausfalles des vestibulookulären Systems und seiner Eigenaktivität.

Ausnahmslos wird diese Symptomatik bei Bewußtlosen gefunden. Das vollständige Syndrom wird selten überlebt, muß daher als besonders ungünstig gewertet werden. Allerdings steht bei diesen Patienten der Exitus nicht unmittelbar bevor wie bei beidseitiger Mydriasis und Lichtstarre, wohl aber ist die Prognose auch bei jungen Verletzten mit großer Vorsicht zu beurteilen. Wenn man von den verstorbenen Verletzten jene abzählt, die allein auf Grund dieser Symptomatik eine schlechte Prognose hatten, steigt das Durch-

schnittsalter der Verstorbenen auf 51 Jahre (39 Jahre bei den Überlebenden). Das ophthalmoplegische Syndrom tritt altersunabhängig auf. Wie später ausgeführt wird, ist es Folge von Sekundärschäden im Bereiche des Hirnstammes. Bei Patienten, welche ohne Entwicklung eines ophthalmoplegischen Syndroms ad exitum kamen, wird die Altersabhängigkeit des Überlebens deutlicher. Die maximale Überlebensdauer bei Patienten mit einem ophthalmoplegischen Syndrom betrug 11 Tage (im Durchschnitt 4,8 Tage). Aber selbst das unvollständige Syndrom, die beidseitig lichtstarren Pupillen, wenn sie gleich weit und mittelweit sind, jedoch spontane Augenbewegungen noch vorkommen, wurde bisher selten bei Verletzten, die überlebten, gesehen. Die maximale Überlebensdauer betrug hier 17 Tage (im Durchschnitt 7,4 Tage). Wird nur das Symptom der beidseitigen Lichtstarre beobachtet, ist immer noch die negative Tendenz der Prognose erkennbar; nur zwei aller beschriebenen Fälle, beides junge Verletzte (24 und 25 Jahre alt), die diesen Befund boten, überlebten. Die isolierte, meist nur vorübergehend auftretende Bewegungslosigkeit der Augen bewußtloser Verletzter ist bei überlebenden und den ad exitum kommenden Patienten etwa gleich häufig zu beobachten.
Nach dem Maß des Auftretens der angeführten Augensymptomatik kann die Ausdehnung der Funktionsstörung im Bereiche des Hirnstammes abgeschätzt werden. Auf die anatomischen Korrelate wird noch einzugehen sein. Es läßt sich jedoch allein aus der klinischen Erfahrung eine Stufenleiter der Augensymptomatik bewußtloser Schädelhirnverletzter aufstellen:

1. Fallweise fehlende spontane Augenbewegungen. Die Pupillen sind nicht unbedingt gleich weit und weisen zumindest geringe Lichtreaktion auf.
2. Beidseitige Lichtstarre der Pupillen, eventuell mit Anisokorie bei uncharakteristischer Weite der Pupillen und Vorkommen spontaner Augenbewegungen.
3. Beide Pupillen sind mittelweit, gleich weit, lichtstarr. Augenbewegungen können fallweise beobachtet werden.
4. Ophthalmoplegisches Syndrom: Beide Pupillen sind mittelweit, gleich weit, lichtstarr, und spontane Augenbewegungen kommen nicht zur Beobachtung. Die Augäpfel sind in Mittelstellung (Abb. 4).
5. Beide Pupillen sind extrem weit, lichtstarr; spontane Augenbewegungen der in Mittelstellung befindlichen Augen fehlen.

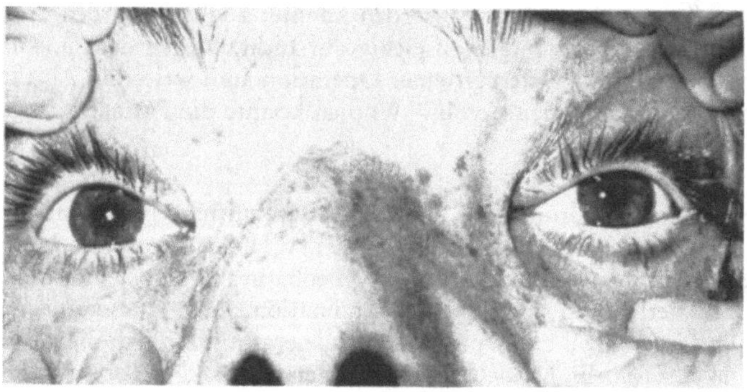

Abb. 4: Mittelweite, gleich weite Pupillen, die lichtstarr waren. Mittelstellung der Bulbi. Ophthalmoplegisches Syndrom, das in diesem Falle überlebt wurde.

Bei sechs Verletzten mit den unter 3. und 4. angeführten Augensymptomen wurde versucht, durch eine bitemporale Dekompression den Zustand günstig zu beeinflussen, jedoch ohne Erfolg. Selbstverständlich wurden bei sämtlichen Patienten alle Maßnahmen getroffen, die Aussicht haben, die Überlebenschance zu bessern (Tracheotomie, Sauerstoffzufuhr, entwässernde Behandlung usw.), jedoch fast alle Patienten mit der Symptomatik von 3. und 4. verstarben. Wie unser Fall, der die Symptomatik von 5. bot und überlebte, zeigt, kann man auch die ungünstigste Prognose der angegebenen Augensyndrome nur bedingt akzeptieren. Es ist wahrscheinlich ein Zufall, daß bisher nur einer dieser Verletzten überlebte. Weitere noch intensivere Bemühungen, vielleicht auf neuen Wegen, das Hirnödem zu beherrschen und die Durchblutung des Gehirnes zu bessern, können vor allem bei den Patienten, welche die ersten Tage überleben, womit Zeit für wirksame Behandlungen vorhanden ist, zukünftige Erfolge erwarten lassen.

Seltene Pupillensymptomatik

Die Mehrzahl aller Kopfverletzungen führt zu keinen schweren Gewebsverletzungen des Gehirnes. Endokranielle Hämatome, Impressionsbrüche und Gehirnverletzungen bestehen nur bei einem kleinen Teil unserer Patienten. Meistens handelt es sich um Kopfprellungen, Gehirnerschütterungen und sehr geringfügige Gehirnkontusionen. Leichte Gehirnkontusionen können bei der nervenärztlichen Untersuchung einen normalen Befund und manchmal geringe Symptomatik in Form von etwas längere Zeit bestehender Somnolenz oder von Reflexanomalien bieten. Oft genug läßt sich die Gehirnkontusion nur nach dem Verlauf der EEG-Untersuchungen annehmen.
Bei dieser Gruppe der leichten Fälle hat sich keine Augensymptomatik gefunden, die mit einer gewissen Regelmäßigkeit erwartet werden könnte. Mit ganz seltenen Ausnahmen sind die Pupillen in jeder Hinsicht normal. Gelegentlich kann man Anisokorien beobachten, die Anlaß für weitere Untersuchung und längere stationäre Behandlung sind. Entweder stellt sich heraus, daß ein anfangs scheinbar leichter Fall progredient bewußtseinsgestört wird, es sich nur um ein luzides Intervall eines endokraniellen Hämatoms gehandelt hat, oder aber die Anisokorie bleibt konstant bestehen, wenn sie eine konstitutionelle von der Verletzung unabhängige Anisokorie ist. In anderen Fällen verschwindet die Anisokorie sehr rasch und stets ist dies dann der Fall, wenn in der Umgebung des Auges mit der weiteren Pupille eine schmerzhafte Wunde vorhanden ist.

Relativ selten kommt es vor, daß bei der Einlieferung von Verletzten *seitengleich extrem weite Pupillen* bestehen, sonst aber keine Zeichen einer endokraniellen Verletzung vorliegen, also das Bewußtsein klar und der übrige neurologische Befund normal sind. Bei diesen Patienten ist die Lichtreaktion der Pupillen vorhanden, meist prompt und ausgiebig, und die Bulbi sind frei beweglich. Die seitengleiche Mydriasis dieser Verletzten ist meist mit mäßiger Agitiertheit, Blässe der Haut, Schweißausbrüchen und gelegentlich erhöhtem Blutdruck verbunden. Es handelt sich um ein Schocksyndrom mit sympathikotoner Mydriasis und meist sind es Patienten, bei denen der psychische Schock erheblicher als die Verletzung ist. Diese Symptomatik pflegt noch am Unfallstag abzuklingen. Stunden später oder bei der Visite am Tage nach dem Unfall ist der Pupillenbefund normal und auch die übrigen vegetativen Störungen sind abgeklungen.

Normalerweise ist die Lichtreaktion der Pupillen prompt und ausgiebig. Um einen Überblick über den Verlauf zu gewinnen, ist es zweckmäßig festzuhalten, ob die *Lichtreaktion etwa träge und unausgiebig* ist. Alle Varianten von der normalen Lichtreaktion bis zur Lichtstarre werden beobachtet. Nach der Erfahrung sind das Maß der Lichtreaktion und die Tiefe der Bewußtseinsstörung etwa parallel der Schwere der zerebralen Läsion. Solange jedoch überhaupt eine Lichtreaktion beider Pupillen vorhanden ist, soll die Prognose

nicht pessimistisch beurteilt werden; erst die beidseitige Lichtstarre ist ein alarmierendes Symptom.
Weitere Schlüsse sind aus dem Befund träge und unausgiebig reagierender Pupillen nicht möglich. Die vorbestehenden vom Lebensalter und dem Zustand der zerebralen Gefäße abhängigen Varianten sind vielfältig. Erst nach dem Ende des akuten Stadiums kann rückblickend beurteilt werden, welcher Teil des Befundes wahrscheinlich vorbestehend und welcher verletzungsbedingt war. Es ist ratsam, einen älteren Verletzten, bei dem eine träge und unausgiebige Pupillenreaktion gefunden wird, einer ausreichend langen Beobachtungszeit zu unterziehen. Bleiben der Gesamtzustand unverändert günstig und der Pupillenbefund konstant, sind für den Patienten belastende diagnostische Maßnahmen und Behandlungen weder notwendig noch zweckmäßig.

Ein wenig beachteter und unzureichend geklärter Befund ist der von vorübergehenden *Entrundungen der Pupillen.* Die Pupillen sind sehr oft nicht ideal rund, vor allem in höherem Lebensalter. Wenn man jedoch nur Entrundungen beachtet, welche eindeutig mit denen bei luetischen Erkrankungen des Nervensystems vergleichbar sind, kommen sie bei Schädelhirnverletzten doch bei 5,5 % vor. Es ist naheliegend, den gleichen Mechanismus wie bei der Lues, lediglich auf traumatischer Basis, anzunehmen. Die Ursache des Argyll-Robertsonschen Phänomens mit Entrundung der Pupillen ist keineswegs klargestellt. Es gibt lediglich Erklärungen mit verschiedenem Maß an Wahrscheinlichkeit. Bei den Versuchen, das Argyll-Robertsonsche Phänomen zu analysieren, wurde in der Regel auf die häufige Entrundung kein oder geringer Bedacht genommen.
Bei Hirntraumen fehlt jede Systematik der Läsion und es ist noch weniger als bei der Lues zu erwarten, daß der Entstehungsmechanismus aufgeklärt werden kann.
Die Entrundung der Pupillen bei Hirnverletzten stellt kein prognostisch verwertbares Symptom dar; sie kommt auch bei leichteren bis mittelschweren Fällen vor und bei Verletzten, die überleben, etwa ebenso häufig wie bei solchen, welche ad exitum kommen. Es hat sich aus diesem Befund niemals ein lokal- oder artdiagnostischer Hinweis ergeben; bei Gehirnkontusionen, raumfordernden Hämatomen und Impressionsbrüchen kommt er in gleicher Weise vor. Man könnte daran denken, daß es sich um ältere Patienten mit vielleicht ungleichmäßiger Atrophie der Iris handelt, die bei Mydriasis stärker sichtbar wird. Dies ist nicht der Fall. Das Durchschnittsalter dieser Verletzten beträgt 44 Jahre und entspricht damit etwa dem Durchschnittsalter aller Verletzten.
Es ist nicht wahrscheinlich, daß es sich bei den Pupillenentrundungen um ein Symptom handelt, das von der Hirnverletzung unabhängig ist. Bei der Vielzahl der leichten Fälle sieht man eindeutig entrundete Pupillen nur äußerst selten und stets stellt sich dann heraus, daß Synechien nach einer Iritis vorliegen oder eine Tabes dorsalis, manchmal eine progessive Paralyse besteht. Ganz selten, wie ein Fall auf S. 9 berichtet wurde, ist eine mydriatische Pupille, welche als algetisches Krankheitszeichen auftrat, vorübergehend entrundet. Nur bei eindeutig zerebralen Verletzungen besteht eine nennenswerte Häufigkeit dieses Symptoms.
A. Huber, einer der wenigen Autoren, der die Entrundungen der Pupillen überhaupt erwähnt, gibt sie als gelegentlichen Befund bei lichtstarren Pupillen an. Bei unseren Verletzten waren etwa bei der Hälfte der Entrundungen die Pupillen lichtstarr, bei der anderen Hälfte war die Lichtreaktion erhalten.
Mit der Besserung der Bewußtseinslage und des Allgemeinzustandes der Verletzten verschwindet die Pupillenentrundung. Insgesamt ergeben sich keine verwertbaren diagnostischen oder prognostischen Aufschlüsse, wohl aber wäre es interessant und könnte unser Verständnis der Verletzungsdynamik erweitern, wenn es gelänge, die Ursachen der Pupillenentrundungen aufzudecken.

Ein weiteres Pupillensymptom ist noch seltener als die Entrundung, und dies ist die *paradoxe Pupillenreaktion.* Sie kann bei Schädelhirnverletzungen aller Art bei 4 % der Fälle beobachtet werden. Wiederum ergibt sich keine Abhängigkeit von der Art der Verletzung und dem Alter der Patienten. Der erhobene Befund ist nicht gleichartig. Oft tritt nach Lichteinfall eine Verengerung der Pupille ein und fast sofort darauf eine Erweiterung. Die Pupillenerweiterung erfolgt stets viel träger als die Verengerung. Wesentlich seltener kann man sofort nach Lichteinfall eine Erweiterung statt einer Verengerung der Pupille beobachten. Die paradoxe Lichtreaktion verläuft meist nach der Art einer Pupillotonie auffallend langsam.

Von der beschriebenen Störung ist nur ein gradueller Unterschied zum *Hippus pupillae,* der auch bei Hirnverletzten äußerst selten festgestellt wird. Beim Hippus pupillae schließt sich an die paradoxe Lichtreaktion eine neuerliche Pupillenverengerung an, so daß es bei gleichmäßiger Belichtung der Pupillen zu einer rhythmischen Bewegung kommt. Die Verengerungen gehen viel rascher vor sich als die Erweiterungen.
Die Literatur über die paradoxe Pupillenreaktion bei Krankheiten ist sehr spärlich und meist wird keine Analyse sondern nur Kasuistik gebracht. A. K. Popov berichtet über eine Patientin, die an einer tuberkulösen Meningitis erkrankt war und einseitig eine paradoxe Lichtreaktion der Pupille bot. H. J. Schäfer publizierte eine Kasuistik über eine an Tabes dorsalis erkrankte Patientin, welche einseitig einen pulssynchronen Hippus pupillae bot. A. G. Baptista und Mitarbeiter berichten über einen schweren Fall einer Myasthenie, bei dem einseitig eine mydriatische Pupille paradox reagierte. Nach erfolgreicher Behandlung der Myasthenie kam die paradoxe Pupillenreaktion nicht mehr zur Beobachtung
A. Fernández-Guardiola und Mitarbeiter haben für dieses Phänomen experimentell eine Analyse gefunden. An 31 encephale-isolé-Präparaten wurden neurophysiologische Untersuchungen durchgeführt. Vom Chiasma, dem Corpus geniculatum laterale und den zugehörigen Projektionsfeldern des Cortex wurden simultane Ableitungen durchgeführt, zu gleich wurde ein Elektroretinogramm aufgenommen. Die Untersuchungen ergaben, daß neben den bekannten Pupillenreflexen vom Lichteinfall unabhängige Reflexe zu spontanen Bewegungen der Pupillen, einer Pupillenunruhe und im Extremfall dem Hippus der Pupillen führen. Mit der Annahme einer Eigenrhythmik der Irisinnervation, die vom Lichteinfall unabhängig vorhanden ist, kann die paradoxe Lichtreaktion und auch der Hippus der Pupillen verstanden werden.
Die Krankengeschichte eines Verletzten, der einen Hippus der Pupillen aufwies, allerdings nicht in der akuten Phase, soll kurz wiedergegeben werden:

Ein 44 Jahre alter Mann ist vermutlich mit suizidaler Absicht über ein Stiegengeländer in die Tiefe gesprungen. Bei der Aufnahme ins Krankenhaus war der Verletzte bewußtlos. Er erlitt einen beiderseitigen Oberschenkelbruch, eine Sprengung der Symphyse, einen Bruch des rechten Schambeines und mehrere Rißquetschwunden. Beide Pupillen zeigten erhaltene Lichtreaktion und es bestand horizontaler Spontannystagmus. Ein Schädelbruch war röntgenologisch nicht feststellbar. Nervenärztliche Untersuchungen, die durch die chirurgischen Maßnahmen, die wegen der mehrfachen Knochenbrüche notwendig waren, nur eingeschränkt durchführbar waren, ergaben in den ersten Tagen hochgradige Somnolenz, eine dysarthrische Sprache, eine rechtsseitige Lähmung des N. abducens, einen okuloparetischen Nystagmus links, sonst keinen abnormen Befund. Bei der Beurteilung der Bewußtseinslage war zu berücksichtigen, daß der Patient dauernd höhere Dosen dämpfender Medikamente brauchte. Ein EKG und eine interne Untersuchung ergaben normale Befunde. 6 Tage nach dem Unfall wurde der Verletzte etwas klarer, zugleich jedoch hochgradig unruhig, so daß neuerlich medikamentöse Dämpfung notwendig wurde. Wiederum traten hochgradige Somnolenz und Verwirrtheit auf. Erst 16 Tage nach der Verletzung war die Bewußtseinslage normalisiert. Eine nervenärztliche Kontrolle 5 Wochen nach dem Unfall ergab, abgesehen von der rechtsseitigen Abduzenslähmung, einen normalen Befund. Auch augenärztlich konnte sonst kein Abweichen von der Norm erhoben werden.

Wegen einer inzwischen aufgetretenen posttraumatischen Epilepsie erfolgte 1/2 Jahr nach der Verletzung eine neuerliche Kontrolle. Das EEG ergab keine wesentlichen Aufschlüsse, jedoch der Augenbefund hatte sich geändert.
Die rechte Pupille war deutlich weiter als die linke. Auf Lichteinfall reagierte die rechte Pupille mäßig träge und unausgiebig, die linke prompt und ausgiebig. Nach dieser Lichtreaktion kam es zu langsamer Erweiterung der Pupillen, und schließlich kam ein Hippus zur Beobachtung, der auch bei längerer Belichtung und mehrfacher Wiederholung der Untersuchung konstant blieb. Bei gleichzeitiger Belichtung beider Pupillen war die Amplitude der Irisbewegungen rechts etwa doppelt so groß wie links. Die Frequenz lag bei 1–2 /Sekunde für eine Verengerung und Erweiterung der Pupillen. Bei starker Belichtung beider Pupillen konnte kein sicherer Unterschied der Frequenz gesehen werden. Wurde ein Auge abgedeckt, war die Frequenz links etwas höher als rechts und beiderseits zunehmend, letzteres jedoch nur bei Verwendung einer starken Lichtquelle. Beiderseits war die Frequenz nicht ganz regelmäßig. Weiterhin bestand rechts eine Abduzenslähmung. Der Visus war beiderseits ungestört. Der Hippus pupillae blieb durch mehrere Wochen bestehen und kam dann nicht mehr zur Beobachtung.

Beim berichteten Fall trat ein Hippus der Pupillen sekundär zu einem nicht genau bekannten Zeitpunkt auf. Es kommt nach dem Verlauf am ehesten ein sekundärer Ernährungsschaden, vermutlich durch Hirnödem in Frage. Es ist zu vermuten, daß auch die Anisokorie derart entstanden ist. Mehr als fraglich erscheint es, ob sich zwischen dem Auftreten der posttraumatischen Epilepsie und dem Augenbefund eine Verbindung herstellen läßt, zumal die posttraumatische Epilepsie häufig, ein Hippus der Pupillen aber sehr selten ist.
Sowohl der paradoxen Pupillenreaktion als auch dem Hippus pupillae kommt bei Schädelhirnverletzungen kein diagnostischer oder prognostischer Wert zu. Bisher kann man aus diesem Befund nur auf eine Störung der Integration, welche die normalen Pupillenreaktionen ermöglicht, schließen, eine Feststellung, die klinisch und auch gutachtlich keine Hilfe ist.

Die Rückbildung der Pupillensymptomatik

Wenig beachtet und bekannt ist der Verlauf der Pupillensymptomatik. Man muß mit einem erheblichen Wechsel rechnen. Oft genug aber sind Symptome konstant genug, um über den Verlauf Aussagen machen zu können.
Bevor es zur Mydriasis durch gesteigerten endokraniellen Druck kommt, kann manchmal auf der gleichen Seite eine vorübergehende Miosis auftreten. Die Mydriasis ist ein Symptom der Lähmung der parasympathischen Fasern des N. oculomotorius. Die gelegentlich der Mydriasis vorausgehende Miosis könnte als Reizsymptom aufgefaßt werden. Auch andere schwer erweisbare Erklärungsversuche wurden unternommen (A. Huber). Am Krankenbett sehen wir diesen Verlauf sehr selten. Da die Entwicklung nicht vorauszusehen ist, muß diese Anisokorie vorerst derart interpretiert werden, daß die weitere, normal weite Pupille als die abnorme aufgefaßt wird. Falls keine Kontrolle erfolgt und die Operation sofort durchgeführt wird, müßte ein derartiger Fall als Ausnahme von der Regel, Erweiterung der Pupille kontralateral vom Hämatom, betrachtet werden. Es mögen sich dadurch einzelne Fehler in Statistiken einschleichen, jedoch eine maßgebliche praktische Bedeutung kommt dieser Möglichkeit des Irrtums, wenn konsequent Kontrollen durchgeführt werden, nicht zu.
Eine primäre Fehlbeurteilung kann auch dadurch entstehen, daß die Pupille auf der Seite der Verletzung eines Sehnerven meist weiter als die andere ist. Anfangs ist der Unterschied sehr deutlich, später kann er gering werden und auch verschwinden. Die amaurotische Pupillenstarre läßt sich durch die erhaltene konsensuelle Lichtreaktion leicht von einer inneren Okulomotoriuslähmung unterscheiden, allerdings nur dann, wenn es gelingt, beide

Augen gleichzeitig zu öffnen und zu untersuchen. Bei vielen unruhigen Frischverletzten mit Brillenhämatomen kann dies undurchführbar sein und man muß auf die Prüfung der konsensuellen Lichtreaktion verzichten.

Unter 250 Krankengeschichten Schädelhirnverletzter sind fünf Fälle, bei denen eine Mydriasis, die man vorerst für eine Druckläsion des N. oculomotorius gehalten hatte, einige Tage später als amaurotische Pupillenstarre erkannt wurde. Bei zwei dieser Verletzten erfolgte auf der Seite der Mydriasis, bzw. der Amaurose, die erfolgreiche Operation eines epiduralen Hämatoms, einmal handelte es sich um eine frontobasale Schädelhirnverletzung und zweimal um schwere Gehirnkontusionen.

Die Rückbildung einer geringen oder auch erheblichen Anisokorie bei raumfordernden Hämatomen erfolgt etwa bei der Hälfte der Verletzten innerhalb eines Tages nach der Operation und dies sowohl bei epiduralen als auch bei subduralen Hämatomen. Selbst dann, wenn es sich um ein chronisches epidurales Hämatom handelt, also die Operation erst viele Tage nach der Verletzung erfolgreich durchgeführt wird, kann dies der Fall sein. Einer unserer Verletzten wies erst am 6. Tag nach dem Unfall eine Anisokorie auf, am gleichen Tag wurde ein epidurales Hämatom operiert und am 7. Tag war der Pupillenbefund wieder normal.

Bei der anderen Hälfte der Verletzten mit raumforderndem Hämatom bildet sich die Anisokorie bis spätestens wenige Wochen nach der Operation zurück. Der längste beobachtete Zeitraum betrug 25 Tage und die Streuung bis zu dieser Zeitspanne ist uncharakteristisch.

Die Dauer der Rückbildung der Anisokorie ist von wesentlicher praktischer Bedeutung. Wenn die Rückbildung der Anisokorie nicht rasch eintritt, ist mit neuerlichem Hirndruck oder auch mit anderen Ursachen zu rechnen, etwa der schon erwähnten Pupillenerweiterung bei Amaurose, oder aber, was wesentlich wichtiger ist, mit einem Rezidiv der Blutung. Bei einem unserer Verletzten wurde am Verletzungstag ein Impressionsbruch und ein epidurales Hämatom operiert. Das Bestehenbleiben der Anisokorie in unverändertem Ausmaß und eine neuerliche Verschlechterung der Bewußtseinslage waren der Anlaß für eine nochmalige chirurgische Revision am 4. Tag nach dem Unfall, die wiederum ein ausgedehntes epidurales Hämatom aufdeckte.

Die Rückbildung der Anisokorie nach der Operation von Impressionsbrüchen unterscheidet sich von der bei Hämatomen dadurch, daß sie seltener nach kurzer Zeit als nach einer längeren Periode vorkommt. Der Verlauf aller Fälle verteilt sich gleichmäßig auf den Zeitraum von 2–3 Wochen. Das Beheben der Raumbeengung durch das Heben der Knocheneindellung ist auch nach diesem Gesichtspunkt fast nie von einer raschen Wendung zum Besseren begleitet, wie dies vor allem bei manchen günstigen Fällen epiduraler Hämatome beobachtet werden kann.

Der Verlauf der Anisokorie bei Gehirnkontusionen zeigt einen Gesichtspunkt, der bei den traumatischen raumfordernden Blutungen nur ausnahmsweise vorkommt. Die Anisokorie tritt etwa bei der Hälfte der Fälle nicht am Tage der Verletzung, sondern später auf. Diese zweite Hälfte der Fälle mit Anisokorien verteilt sich gleichmäßig auf die ersten zwei Wochen nach dem Unfall und ist mit größter Wahrscheinlichkeit Folge der Ausbildung eines asymmetrischen Hirnödems. Die Rückbildungsdauer ist die gleiche wie bei den Impressionsbrüchen und verteilt sich auf einige Wochen. Einmal bildete sich die Anisokorie erst nach 4 Wochen gänzlich zurück und bei einem Verletzten kam es zu einer inneren und äußeren Okulomotoriuslähmung, die 2½ Monate zur Restitution brauchte. Im wesentlichen geht die Rückbildung der Anisokorie konform den Erscheinungen der Gehirnverletzung. Der Verletzte, bei dem die Rückbildung der Okulomotoriuslähmung 2½ Monate dauerte, zählte zu den schwersten Fällen, die am Leben erhalten werden konnten, und nur bei einzelnen Verletzten wurden die Pupillen innerhalb eines Tages seitengleich weit. Es waren leichte Fälle mit nur geringer Symptomatik eines Hirnödems.

Aus den Erfahrungen mit raumfordernden Hämatomen und Gehirnkontusionen mit Hirnödem kann man schließen, daß die Rückbildung der pupillomotorischen Fasern des N. oculomotorius nach einer Läsion innerhalb weniger Stunden möglich ist, wenn der Druck auf den Nerven nur kurze Zeit gedauert hat und durch die Operation rasch behoben werden konnte. Bei allen anderen Fällen ist mit einer Restitutionsdauer bis zu einem Zeitraum von 3–4 Wochen zu rechnen. Manchmal kann die rasche Rückbildung der Anisokorie auch bei Gehirnkontusionen als Operationserfolg gewertet werden. Bei fünf Verletzten wurde eine bitemporale Entlastungstrepanation durchgeführt, die eine Rückbildung der Anisokorie innerhalb eines Tages zur Folge hatte, ein Hinweis auf die Sinnhaftigkeit dieser Operation.

Gelegentlich ist der Verlauf der Anisokorie gegen jede Erwartung. Eine Verletzte hatte am Tag des Unfalles eine mäßige Anisokorie, welche sich innerhalb fünf Tagen normalisierte. Ein zunehmender Verwirrtheitszustand war der Anlaß für eine Angiographie, die ein Hämatom zeigte. Am 13. Tag nach dem Unfall wurde ein epidurales Hämatom erfolgreich operiert.

Selten kommt eine Anisokorie erst postoperativ zur Beobachtung. Bei diesen Patienten sind die Pupillen vor der Operation mittelweit, gleich weit und lichtstarr, also in einem paralytischen Zustand. Erst die postoperative Besserung des Zustandes läßt eine Anisokorie zur Entwicklung kommen. Die Operationsindikation ergibt sich bei diesen Patienten durch Halbseitenlähmungen, Jacksonanfälle, die Zunahme der Bewußtseinsstörung, auf Grund des Echoenzephalogrammes oder der Angiographie. Ab und zu ist es die zunehmende Bradykardie, welche der erste Anlaß für die eingehende Untersuchung ist, die dann zur Operation führt.

Beim apallischen Syndrom ist der Verlauf der Anisokorie sehr verschieden. Manchmal bleibt eine Anisokorie durch lange Zeit eventuell bis zum Tode des Patienten bestehen. In anderen Fällen ist sie ohne eine maßgebliche Änderung des Gesamtzustandes des Verletzten vorübergehend. So bot ein Patient mit einem apallischen Syndrom nur die ersten fünf Tage nach dem Unfall eine Anisokorie.

Bei einem unserer Verletzten trat einen Tag nach der Verletzung eine einseitige hochgradige Mydriasis mit Lichtstarre auf. Nach drei Tagen starb der Patient. Das Pupillensyndrom und der übrige Verlauf mußten an ein raumforderndes Hämatom denken lassen. Eine Operation wurde nicht durchgeführt, weil sich bei den Untersuchungen keine Zeichen einer Raumbeengung ergaben. Bei der Obduktion wurden mehrfach flächenhafte Blutungen an der Oberfläche des Gehirnes und zahlreiche Kontusionsherde gefunden, jedoch weder ein extra- noch ein intrazerebrales, raumforderndes Hämatom. In einem derartigen Falle kann die bitemporale Dekompression den Verlauf günstig beeinflussen, jedoch die Sanierung so geringer Blutungen, die keine Compressio cerebri verursachen, hat keine Aussicht, wirkungsvoll zu sein. Diese Krankengeschichte zeigt, daß selbst scheinbar typische Verläufe nicht immer beweisend sind.

Es kann in dieser Hinsicht eine gewisse Divergenz zwischen der Klinik und dem Obduktionsbefund bestehen. Geringe epidurale Blutungen in der Umgebung von Schädelfissuren (Fissurenblutungen) führen nicht zu einer Compressio cerebri und stellen keine Operationsindikation dar. Ebenso sind geringe subdurale Blutungen kein Anlaß für eine Operation. Hier wurde bei der Auswertung stets nur das raumfordernde, zur Compressio cerebri führende Hämatom gewertet. Für den Kliniker ist es wertvoll, wenn auch der Pathologe die raumfordernden Blutungen als solche hervorhebt (z. B. W. KRAULAND).

Bei einem anderen Verletzten trat bald nach der Aufnahme ins Krankenhaus eine einseitige Mydriasis auf, die innerhalb einer Stunde wieder verschwand. Zugleich trat auf der anderen Seite eine Mydriasis auf. Auch diese Pupillenerweiterung blieb nicht bestehen; es kam zu beidseitiger Pupillenstarre bei mittlerer Weite der Pupillen. Eine bitemporale

Dekompression besserte den Zustand nicht. Nach zwei Tagen starb der Verletzte. Wie manche andere kann auch diese Krankengeschichte schwer analysiert werden. Solche und ähnliche diagnostisch schwierige Fälle sind äußerst selten und auch bei einem erheblichen Anfall an Schädelverletzten nur in Abständen von Jahren zu erwarten.

HIRNNERVENSYMPTOMATIK

Obwohl *der Sehnerv* kein echter Hirnnerv ist, wird er allgemein als zweiter Hirnnerv bezeichnet. Viele Veränderungen des *N. opticus* gehören nur in das Fachgebiet des Augenarztes; häufig jedoch ist das Zuziehen des Augen- und Nervenarztes notwendig. Es soll hier eine begrenzte Berücksichtigung der Verletzung des Sehnerven erfolgen, vor allem in Hinsicht auf differentialdiagnostische Gesichtspunkte und die Operationsindikation.
Die Angaben über die Häufigkeit der Verletzung des Sehnerven beim Schädelhirntrauma schwanken zwischen 0,8 und 2 % (W. Doden, A. Huber, Turner). Wenn die in der akuten Phase verstorbenen Patienten, bei denen es zu keiner ausreichenden Diagnostik über die Funktion des Sehnerven kommen konnte, nicht berücksichtigt werden, sind unter

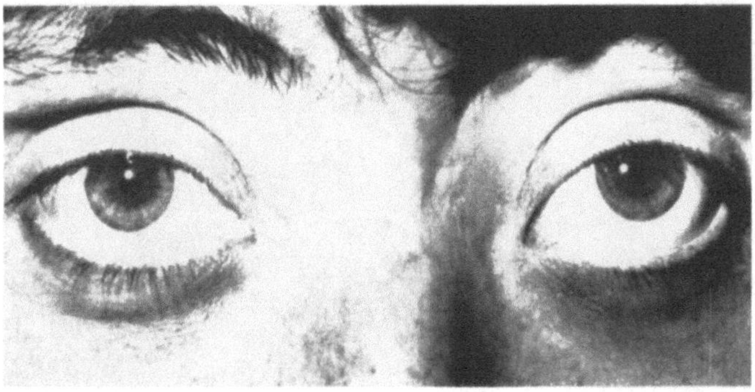

Abb. 5: Sehr geringe Anisokorie, häufigster Pupillenbefund nach Verletzung des Sehnerven. Die linke Pupille ist eine Spur weiter als die rechte. Das linke Auge ist amaurotisch und weicht deshalb etwas nach außen oben ab.

unseren Verletzten weniger als 1 % Sehnervenläsionen. Verständlicherweise sind es besonders die frontobasalen Schädelhirnverletzungen, bei welchen mit solchen Ausfällen zu rechnen ist. Wie bekannt, kommt es meist nicht zum Abreißen dieses Hirnnerven, sondern Ernährungsstörungen, das Ödem und das Optikusscheidenhämatom stehen im Vordergrund. Immerhin haben wir einen Verletzten mit einer frontobasalen Verletzung behandelt, der ad exitum kam und bei dem autoptisch beidseitig ein Abriß des N. opticus sichergestellt wurde. Der Abriß der Nerven ist in diesem Fall durch die Knochenbrüche, es bestand eine beidseitige Zertrümmerung des Keilbeines, verständlich. Auch bei den Fällen Abbildungen 5 und 7 ist nach dem Maß der röntgenologisch erhobenen Knochenbrüche mit einem Abriß des N. opticus zu rechnen.
Für die Diagnostik bei Frischverletzten ist es wesentlich, das Pupillensyndrom der Sehnervenverletzung zu kennen, das schon erwähnt wurde. Bei der Optikusverletzung mit Amaurose ist die Pupille lichtstarr, da der Reiz des Lichtes von der ausgeschalteten Netzhaut zum M. sphincter pupillae nicht weitergeleitet werden kann. Lichteinfall auf ein Auge führt aber stets zur beidseitigen Pupillenverengerung. Erfolgt die Prüfung der

Lichtreaktion auf der Seite des erhaltenen Sehnerven, kommt es auch auf der Seite der Amaurose zur Verengerung der Pupille, da nun die Impulsleitung zum M. sphincter pupillae von der Retina der betroffenen Seite unabhängig ist, weil die zentrifugalen Impulse die Iris über das Ganglion ciliare erreichen (konsensuelle Lichtreaktion). Dieses Untersuchungsresultat wird im allgemeinen als *amaurotische Pupillenstarre* bezeichnet. Beim Bestehen einer amaurotischen Pupillenstarre wird stets der Augenarzt zuzuziehen sein.

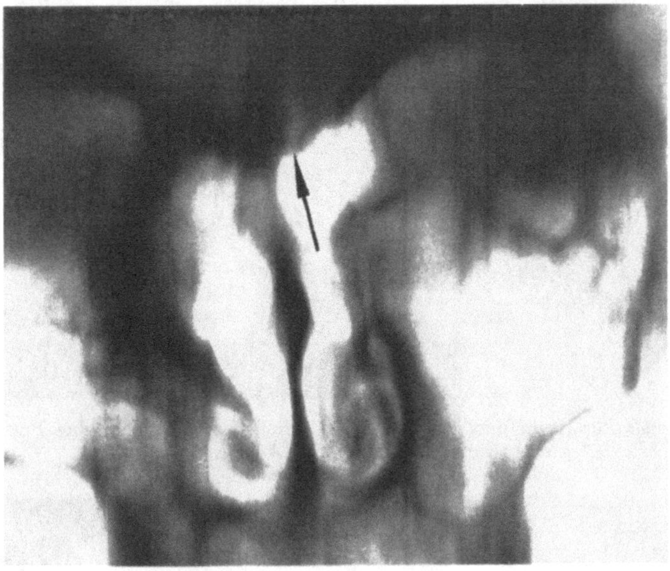

Abb. 6: Posterior-anteriore Tomographie der Patientin von Abb. 5. Bruch des Siebbeindaches und der medialen Orbitawand links (Amaurose links). Knapp links der Crista galli sieht man eine kleine Dehiszenz durch eine Fraktur, die Ursache einer nasalen Liquorrhoe war. Nach Verschluß dieser Fistel mit Palacos von nasal her (Operateur: Dr. H. Dworacek) sistierte die Liquorrhoe. Beim Patienten von Abb. 7 sieht die Tomographie fast identisch aus, auch in diesem Fall bestand die Kombination einer linksseitigen Amaurose mit nasaler Liquorrhoe und der Verschluß der Liquorfistel konnte ebenfalls von kaudal her durchgeführt werden.

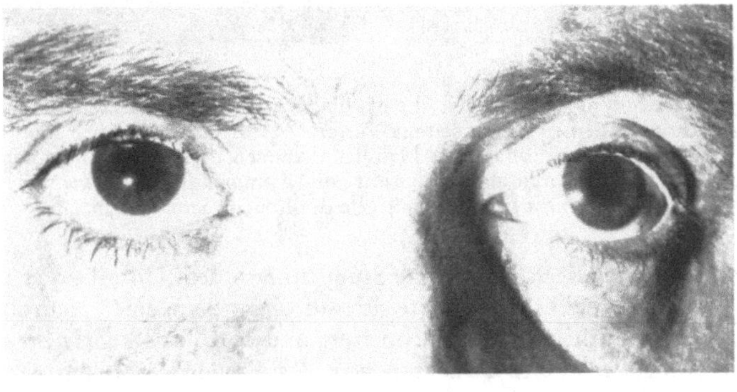

Abb. 7: Sehr geringe Anisokorie. Die linke Pupille ist eine Spur enger als die rechte. Das linke Auge ist amaurotisch und weicht deshalb etwas nach lateral ab.

Seit einigen Jahren geht die Diskussion um die Frage, ob bei den Sehnervenverletzungen operiert werden soll. Man kann sich vorstellen, daß die Entfernung von Knochensplittern in der Umgebung des Sehnerven und eine Entlastung bei Hämatomen wirksam sein können. Sicher ist, daß Operationen im Spätstadium der Verletzung aussichtslos sind. Erfolge im akuten Stadium sollen irreführend sein, da mit einer spontanen Rückbildung des Visus bei diesen Fällen zu rechnen gewesen wäre. Die Ansichten gehen in der letzten Zeit dahin, daß der Versuch, die Rückbildung des Visus operativ zu fördern, auf Verletzte beschränkt werden soll, bei denen das *einzige sehfähige Auge betroffen ist* (W. DODEN, A. HUBER), weil das zweite Auge schon vor dem Unfall unbrauchbar war.

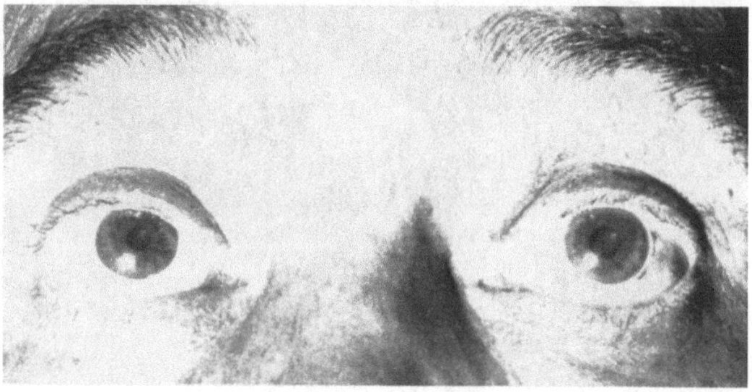

Abb. 8a: Seltener Pupillenbefund bei Verletzung des Sehnerven. Die rechte Pupille ist deutlich enger als die linke. Das rechte Auge ist amaurotisch.

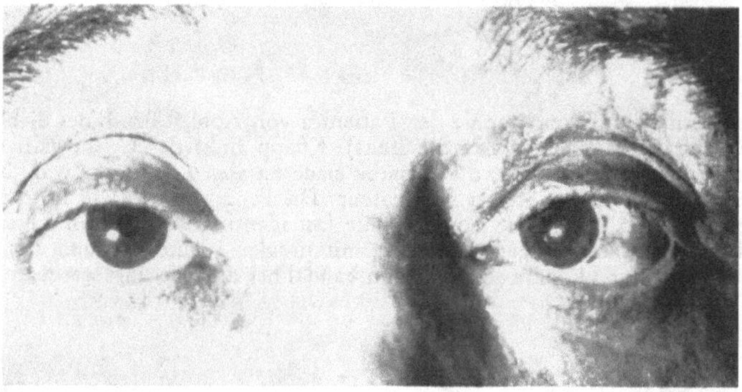

Abb. 8b: Derselbe Patient wie Abb. 8a. Blick nach rechts; es zeigt sich, daß rechts außer der Amaurose eine Abduzenslähmung besteht. Bei diesem Patienten besteht zusätzlich eine supranukleäre Blicklähmung nach unten, eine äußerst seltene Verletzungsfolge. Beim Gehen muß der Patient den Kopf gesenkt halten, als ob er über eine Nahbrille schauen müßte. Bei einzelnen Spontanbewegungen ist der Blick nach unten möglich, nicht auf Kommando, nicht beim bewußten Blicken und nicht bei der Kontrolle des Bodens beim Gehen.

Zwei unserer Verletzten verloren wenige Stunden nach dem Unfall unter unseren Augen den Visus eines Auges und es entwickelte sich auf dieser Seite eine amaurotische Pupillenstarre. Diese beiden Patienten wurden operiert und der Visus kehrte innerhalb weniger Tage zurück. Bei einem dieser Patienten war das Foramen opticum gebrochen und es wurde eine Entsplitterung durchgeführt. Beide Operationen wurden wenige Stunden nach der Verletzung durchgeführt. Es ist unmöglich zu wissen, ob die Rückbildung ohne Operation ebenso günstig gewesen wäre. Allein die Tatsache, daß solche Verläufe vorkommen, läßt es berechtigt erscheinen, die heute übliche Indikationsgrenze: „Eine Operationsindikation ist nur dann gegeben, wenn eine Verletzung zum Verlust des Visus des vor dem Unfall einzigen sehtüchtigen Auges geführt hat" zu erweitern. Wenn der Visus eines Auges am Unfallstage schwindet, soll in einem Konsilium mit einem Augenarzt und einem Neurochirurgen die Indikation *diskutiert* werden. Es gibt Fälle, bei denen eine chirurgische Revision schon wegen des Verdachtes auf ein raumforderndes Hämatom notwendig ist. In einem derartigen Fall kann die Revision des Sehnerves eine nicht erhebliche Erweiterung einer jedenfalls notwendigen Operation darstellen, wie dies bei einem der beiden oben erwähnten Verletzten der Fall war. In solchen Situationen dürfte der Entschluß zur Revision des N. opticus leichter fallen. Entschließt man sich aber zur Operation, dürfte jedes Zuwarten unrichtig sein. Sofern eine Erfolgsaussicht gegeben sein soll, wird am ehesten innerhalb von Stunden nach der Verletzung, jedenfalls aber noch am Verletzungstag, der Eingriff vorzunehmen sein. Oft genug wird die Indikation auch davon abhängig sein, ob ein Arzt mit neurochirurgischer Ausbildung zur Verfügung steht. Die Operation von Hämatomen wird von den meisten Chirurgen beherrscht, jedoch die Erweiterung des Eingriffes zur Darstellung des Sehnerven erfordert die Erfahrung eines Neurochirurgen. Selbst wenn man sich etwas optimistischer zur Indikation stellen will, werden dieser Operation stets enge Grenzen gesetzt sein.

Zur Beurteilung des Sehnerven gehört auch der Befund von *Stauungspapillen.* Der maßgebliche Stellenwert der Stauungspapille in der neurologischen Diagnostik braucht nicht hervorgehoben zu werden. Dieser Stellenwert kommt den Stauungspapillen in gleicher Weise wie bei Tumoren auch beim chronischen subduralen Hämatom zu. Im akuten Stadium der Verletzungen ist die Situation wesentlich anders. Die Unruhe Frischverletzter hindert sehr oft eine ausreichende Untersuchung des Augenhintergrundes. Eine medikamentöse Erweiterung der Pupillen zur Erleichterung der Untersuchung muß jedenfalls unterbleiben, weil sie die Beobachtung des weiteren Verlaufes des Pupillenbefundes hindern würde. Der Vorteil des Befundes über den Augenhintergrund ist viel kleiner als der Nachteil, der sich durch den Verlust eines unverwertbaren Pupillenbefundes in den folgenden Stunden ergäbe. Überdies gilt die künstliche Erweiterung der Pupillen in den ersten Tagen nach einer Schädelhirnverletzung als Kunstfehler (A. Huber).

Bei den schweren Fällen ist sehr oft zu wenig Zeit, einen Augenarzt zu Rate zu ziehen. So kommt es dazu, daß die meisten Verletzten zur Operation kommen, bevor der Befund des Augenhintergrundes vorliegt. Gelegentlich erhobene Befunde ergeben meist ein normales Resultat und manchmal zu geringe Veränderungen, um beurteilen zu können, ob sich eine Stauungspapille entwickeln wird. Die Zeit vom Unfall bis zur Entscheidung über die Operationsindikation ist für die Ausbildung eindeutiger Stauungspapillen meist zu kurz. Die Wertigkeit des Augenhintergrundbefundes ist daher im akuten Stadium der Schädelhirnverletzung gering.

Postoperativ oder bei Gehirnkontusionen mit Ödem, jedoch ohne raumfordernde Blutung, ist die Stauungspapille keine besondere Seltenheit (etwa 2 % der Verletzten). Es sind keineswegs nur die schwersten Fälle, bei denen Stauungspapillen zur Beobachtung kommen, sondern sie können bei Patienten mit eindeutig günstiger Prognose ebenso vorkommen. In der Regel trägt der Befund der Stauungspapillen im akuten Stadium der Verletzung keinen entscheidenden Beitrag zur Behandlung und Diagnostik bei, und dadurch ergibt sich ein wesentlicher Unterschied im Stellenwert dieses Befundes gegenüber raumfordernden Prozeßen des Schädelinnenraumes anderer Ursachen. Wie erwähnt, ist das chronische subdurale Hämatom auszuklammern und in seltenen Fällen der Spätabszeß nach Schädelhirnverletzungen.

Primäre Hirnnervenläsionen

Der N. oculomotorius, abducens und trochlearis können durch Schädelbrüche verletzt werden. Die Ausfallssymptomatik tritt in diesem Falle sofort auf. Waren es nur Quetschungen oder Blutungen, welche zur Läsion führten, ist die Prognose günstig. Diese Nerven können durch Knochenbrüche abreißen und dann ist eine Rückbildung nicht möglich. Lähmungserscheinungen der Augenmuskelnerven durch die Verletzung selbst sind von Sekundärschäden zu trennen. Vorerst werden nur die Bewegungsstörungen der Augen berücksichtigt, welche im geschilderten Sinne entstehen, die man als *primäre* Lähmungen den Sekundärschäden gegenüberstellen kann.

Die Läsion des N. oculomotorius wurde im Kapitel über die Wertung des Pupillenbefundes (S. 13) schon so weit berücksichtigt, als nur die parasympathischen Fasern in Frage kommen. Ist der dritte Hirnnerv im peripheren Anteil motorisch betroffen, ergibt sich vorerst die Differentialdiagnose zwischen einer Verletzung des Nerven durch einen Schädelbasisbruch, ein keineswegs sehr häufiges Ereignis, und einer Sekundärläsion. Ist die Okulomotoriusverletzung Folge eines Knochenbruches, besteht sie vom Zeitpunkt des Unfalles an und steht grundsätzlich in keiner Beziehung zum Befund einer Gehirnverletzung. Ganz anders ist die Situation bei der Sekundärläsion, die sich mit Zunahme des endokraniellen Druckes, in bezug auf den Zeitpunkt des Unfalles, also mit Latenzzeit, entwickelt. Sie kommt bei Hämatomen ebenso wie beim Hirnödem nach zerebralen Kontusionen vor. Das Auftreten der Sekundärläsion und ihr Maß stehen direkt in Beziehung zur Schwere der zerebralen Symptomatik; sie tritt mit ihr auf und bildet sich mit ihr zurück. Im Überlebensfalle bleibt auf Dauer kein Ausfall bestehen. Die Sekundärläsion ist wesentlich häufiger als die primäre. Dieselben differentialdiagnostischen Erwägungen gelten für Läsionen des N. abducens.

Die primäre Lähmung des *N. trochlearis* ist bei Frischverletzten, wenn Koma oder schwere Bewußtseinstrübungen bestehen, nur ausnahmsweise feststellbar. In der Regel wird die Lähmung des vierten Hirnnerven erst nach dem Abklingen des akuten Stadiums vom Verletzten und den behandelnden Ärzten bemerkt. Die Ausfallserscheinungen dieses Nerven spielen in der Diagnostik der akuten Phase der Verletzungen keine Rolle.

Die primäre Lähmung des *N. abducens* ist bei der ersten Untersuchung nach dem Unfall nicht zu übersehen und von den drei Hirnnerven für die Augenmotorik die häufigste.
Als Häufigkeit gibt Turner bei allen drei Augenmuskelnerven 1 % an. A. Huber berichtet die Häufigkeit in einer Verhältniszahl. Verletzungen des VI., III. und IV. Hirnnerven kommen in der Häufigkeit von 5:3:1 vor. Die Unterschiede ergeben sich zweifellos aus der Art der verwerteten Krankengeschichten (ausgewählte und unausgewählte Fälle; einschließlich oder ohne Fälle, die ad exitum kamen) und dem Stadium, in dem untersucht wurde. Bei Frischverletzten muß das Ergebnis ganz anders sein als etwa bei einem Begutachtungsmaterial.
Hier wird nur das akute Stadium berücksichtigt. Für die Auswertung von Hirnnervenausfällen wurden 250 Krankengeschichten schwerer Fälle berücksichtigt, die aus über 500 Krankengeschichten gewählt wurden. Alle Fälle, bei denen es zu keiner ausreichenden Diagnostik vor dem Tode kam und die Dokumentation ungenügend war, wurden ausgeschieden. In diesem Material war keine Krankengeschichte eines Patienten mit einer primären Okulomotoriuslähmung. Jedoch auch bei Begutachtungen kommt ein Ausfall des N. oculomotorius selten vor. Die Trochlearislähmung wurde bei 0,4 % der Verletzten erhoben, also wesentlich seltener als dies bei späteren Nachuntersuchungen der Fall ist.

Abduzenslähmungen bestanden bei 0,8 %. Wie vorsichtig solche Relationen zu beurteilen sind, geht daraus hervor, daß die Anosmie im akuten Stadium bei knapp 1 % der Verletzten festgestellt wird, hingegen gelegentlich der Begutachtung bei 6-7 %. In der akuten Phase ist eine Geruchsprüfung oft genug undurchführbar (Bewußtseinsstörung) und bessert sich der Zustand, wird der Frage nach dem Verlust des Geruchssinnes meist nicht nachgegangen, da dieser Ausfall vorerst unwesentlich ist. Die Patienten pflegen den Verlust des Geruchssinnes erst viel später zu bemerken. So wird die Häufigkeit der Vollständigkeit halber zwar angegeben, man darf aber solche Zahlen nicht überbewerten.

Der *N. trigeminus* spielt in der Diagnostik der akuten Phase eine gewisse Rolle; man prüft den Kornealreflex. Auch bei Bewußtlosen kann dieser Reflex erhalten sein. Fehlt der Kornealreflex, spricht dies für besonders tiefes Koma mit schweren Funktionsstörungen im Bereiche des Hirnstammes. Beim ophthalmoplegischen Syndrom pflegt der Kornealreflex zu fehlen, während er bei weniger schweren Zustandsbildern mit besserer Prognose erhalten bleibt.

Der *N. facialis* ist der letzte Hirnnerv, der im Rahmen der Augensymptomatik im akuten Stadium Schädelhirnverletzter zu berücksichtigen ist. Recht häufig sehen wir einen Lagophthalmus bei peripherer Lähmung des N. facialis, die durch Pyramidenbrüche entsteht. Wegen der Gefährdung der Hornhaut sind augenärztliche Kontrollen und eine entsprechende Behandlung notwendig.

Hirnnervensymptomatik durch Sekundärschäden

Sowohl die Bezeichnung „Drucklähmung“ als auch „Spätlähmung“ ist unbefriedigend und nicht exakt. Nur bei einem Teil dieser Lähmungen ist direkter Druck umgebenden Gewebes auf den Nervenstamm pathogenetisch anzunehmen. Bei vielen Patienten mit Ausfällen des N. oculomotorius und des N. abducens ist es keineswegs sichergestellt, daß Druck auf den Nerven die Ursache der Symptomatik ist. Der Begriff „Spätlähmung“ ist weitgehend festgelegt, es sind Lähmungserscheinungen peripherer Nerven gemeint, die durch Sekundärveränderungen auftreten. Die sehr häufige Spätlähmung des N. facialis entspricht am ehesten diesem Begriff. Es bietet sich folgende Pathogenese an: Die periphere Fazialislähmung tritt bald nach dem Sistieren der Blutung aus einem Ohr beim Schädelbasisbruch auf. Die Ursache dürfte im Verlauf des Nerven zu suchen sein. Der N. facialis verläuft vom kaudalen Brückenrand zum Porus acusticus internus fast rechtwinkelig. Fließt das Blut bei einem Bruch der Pyramide nicht mehr nach außen ab, kann es in die hintere Schädelgrube gelangen. Die Medulla oblongata wird durch dieses Hämatom nach der Gegenseite verlagert (ähnlich wie beim Akustikusneurinom). Durch den rechtwinkeligen Abgang des N. facialis hat dieser Nerv keine Ausweichmöglichkeit und kann überdehnt werden. Nach Resorption des Hämatoms und Normalisierung der Lage der Medulla oblongata und des N. facialis pflegt sich die Fazialislähmung zurückzubilden. Die Prognose dieser Spätlähmung des siebenten Hirnnerven ist gut; operatives Vorgehen ist nicht notwendig. Ein analoger Vorgang ist weder für den N. oculomotorius noch für den N. abducens mit gleicher Wahrscheinlichkeit anzunehmen oder gar nachgewiesen (Abb. 13).

Ein Gesichtspunkt, welcher in vielen Fällen weder mit einer Druck- noch einer Spätlähmung vereinbar ist, besteht darin, daß vor allem bei den schwersten Fällen der Übergang von eindeutig peripheren Läsionen zu sicher supranukleären paralytischen Syndromen fließend ist. Die innere Okulomotoriuslähmung, wie sie bei raumfordernden Hämatomen aber auch beim Hirnödem vorkommt und sich postoperativ, gelegentlich auch nach bitemporaler Dekompression, sehr rasch zurückbilden kann, geht bei ungünstigem Verlauf ohne beobachtbares Zwischenstadium in periphere Okulomotoriusparesen und auch in das ophthalmoplegische Syndrom über. Das ophthalmoplegische Syndrom jedoch kann nicht nur durch den Ausfall der Nerven und deren Kerne erklärt werden, sondern setzt auch den Funktionsausfall der supranukleären Instanzen der Substantia reticularis voraus. Raumbeengung, welche auf wahrscheinlich verschiedene Weise zu Hirnnervenausfällen führt (raumfordernde Hämatome, Hirnödem) muß bei Progredienz bald die Vaskularisation des Hirnstammes beeinträchtigen, sekundäre Ernährungsschäden verursachen und zu ausgedehnten Funktionsstörungen führen. Wie bei allen dynamischen Vorgängen ist auf eine Bezeichnung, welche den Vorgang vom Anfang bis zur extremen Konsequenz umfaßt, zu verzichten. Das einzige Signifikante aller derartigen Fälle ist, daß die Symptomatik sekundär und nicht zugleich mit dem Trauma auftritt.

Die häufigste Sekundärläsion ist am *N. oculomotorius* zu beobachten. In konsequenter Weise wäre die Mydriasis mit Lichtstarre, also der Ausfall der parasympathischen Fasern des N. oculomotorius, schon als Sekundärläsion des Nerven zu beschreiben. Wenn diese bei den Pupillenbefunden schon berücksichtigte Symptomatik außer acht gelassen wird, und nur Ausfälle berücksichtigt werden, die über dieses Maß hinausgehen, so sind immerhin 8,8 % der Verletzten betroffen. Man kann aber gerade bei den Sekundärläsionen nur alle drei Nerven, welche die Augenmotorik garantieren, gemeinsam berücksichtigen, weil im Verlauf relativ häufig eine vollständige Ophthalmoplegie auftritt. Einschließlich der Verletzten, bei denen Lähmungserscheinungen eines Augenmuskelnerven in die Ophthalmoplegie übergehen, ergeben sich folgende Prozentsätze des Befalles: N. oculomotorius 8,8 %, N. abducens 5,2 %, N. trochlearis 4 %. Der Ausfall des N. trochlearis tritt bei den Sekundärläsionen allerdings nie isoliert in Erscheinung. Es gelang bei der Entstehung oder Rückbildung einer Ophthalmoplegie nie ein Zwischenstadium zu beobachten, in dem die Funktionsstörung des vierten Hirnnerven nachgewiesen werden konnte. Die angegebenen 4 % sind Verletzte, bei denen der N. trochlearis gemeinsam mit dem N. oculomotorius und N. abducens betroffen war (vollständige Ophthalmoplegie).
Sämtliche Sekundärläsionen sind rückbildungsfähig. Bei Verletzten, welche ad exitum kommen, kann die Rückbildung nur ausnahmsweise beobachtet werden, wenn es vor dem letalen Ausgang zu einer Periode der Besserung kommt. Die Läsionen sind oft progredient und gehen über die Ophthalmoplegie ins ophthalmoplegische Syndrom über. Bei Überlebenden konnte nie ein Persistieren der Lähmungserscheinungen gesehen werden.
Die häufigste Teillähmung des N. oculomotorius ist die Internusparese, welche innerhalb aller Okulomotoriusausfälle bei Sekundärläsionen mehr als 50 % (51,8 %) beträgt. Die Diagnose der Internusparese ist nicht immer eindeutig; werden die Augen bewegt und gelangt ein Bulbus über die Mittelstellung nicht nach medial, ist der Befund eindeutig. Oft genug ist die Situation jedoch anders. Bei schwer bewußtseinsgestörten Verletzten, die der Aufforderung zu Augenbewegungen nicht Folge leisten können, kommt es manchmal zum Abweichen eines Auges nach lateral. Dieses Abweichen kann in kurzen Abständen wiederholt auftreten, jedoch ohne Rhythmik. Man kann annehmen, daß der Spannungszustand des M. rectus lateralis überwiegt, also der M. rectus medialis paretisch ist. Innerhalb vieler Jahre kam es nur einmal vor, daß ein Bulbus nach oben abwich. Weicht ein Augapfel nach lateral ab, muß auch die Möglichkeit erwogen werden, daß es sich um ein unvollständiges Divergieren der Bulbi handeln kann. Nach klinischen Gesichtspunkten ist dies nicht wahrscheinlich, weil nie ein Übergang in die Divergenzstellung der Bulbi auftrat. Das Abweichen imponiert weder als Vorstadium der Divergenzstellung der Augen, noch kommt dieser Symptomatik die eher ungünstige Prognose des Divergierens zu; am wahrscheinlichsten ist es eine unvollständige Ophthalmoplegie in Form des inkonstanten Über-

wiegens des M. rectus lateralis über den M. rectus medialis. Diese und ähnliche Okulomotoriussymptomatik ist daher kaum auf den peripheren Nerven, sondern auf die supranukleären okulomotorischen Verbindungen zu beziehen.
Teilausfälle des N. oculomotorius als Sekundärläsion in anderer Form sind eine Seltenheit. Ausnahmsweise kommt eine isolierte Heberschwäche vor, und selten ist ein Bulbus nach mehreren Richtungen bewegungsbehindert, und dann besteht meist gleichzeitig eine Ptosis (Abb. 9 a, b).

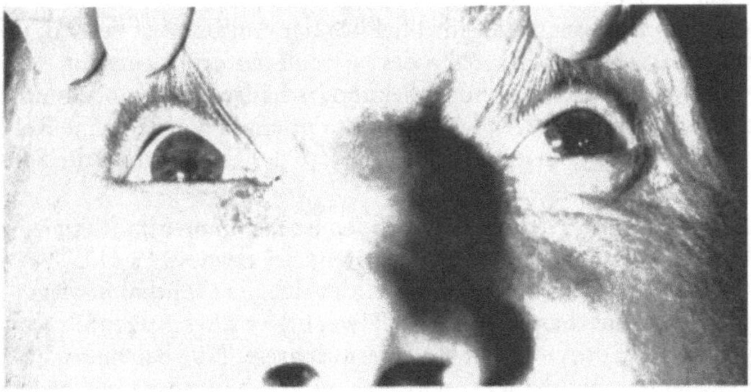

Abb. 9a

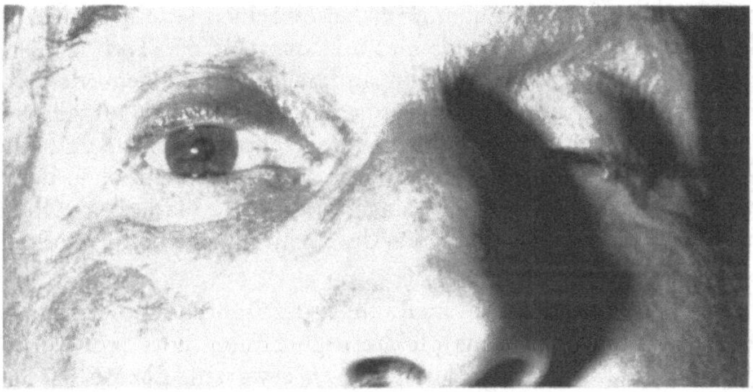

Abb. 9b

Abb. 9a und 9b: Die Abb. 9a zeigt den Zustand sofort nach der Einlieferung. Die Bewußtseinslage schwankte zwischen Sopor und Coma. Die linke Pupille war wesentlich weiter als die rechte. Die linke Pupille war lichtstarr und rechts war die Lichtreaktion gering. Eine konsensuelle Lichtreaktion der linken Pupille von rechts her bestand nicht. Weitere neurologische Symptomatik konnte nicht erhoben werden. Röntgenologisch war links ein breiter Bruchspalt durch das Scheitelbein, die Temporalschuppe zur Basis ausstrahlend, zu sehen. Die Echoenzephalographie zeigte das Mittellinienecho median. Bis zur Beendigung dieser Untersuchungen hatte sich die Bewußtseinslage gebessert, der Patient sprach einzelne Wörter. Obwohl die erste Vermutungsdiagnose einer linksseitigen raumfordernden Blutung noch nicht endgültig verneint werden konnte, war vorläufiges Zuwarten zu vertreten. Der Zustand des Patienten besserte sich weiterhin. Am Tage nach dem Unfall konnte eine Bewegungsstörung des linken Bulbus im Sinne einer Okulomotoriusparese beobachtet werden, und es bestand, wie Abb. 9b zeigt, eine Ptosis. Der weitere Verlauf war günstig, die Okulomotoriussymptomatik bildete sich zurück. Retrospektiv ist die Augensymptomatik des Patienten den Sekundärläsionen des N. oculomotorius ohne raumforderndes Hämatom zuzuordnen, wobei atypischerweise die Pupillenerweiterung (Ophthalmoplegia interna) schon zum Zeitpunkt der Einlieferung bestand. Die Symptomatik und der Verlauf bei diesem Patienten zeigen die erheblichen differentialdiagnostischen Schwierigkeiten, mit welchen zu rechnen ist.

Fast sämtliche Sekundärläsionen des N. oculomotorius sind mit Anisokorie verbunden. Lediglich bei den schwersten Fällen (beidseitige Ophthalmoplegie) besteht keine Anisokorie. Auffällig ist, daß die weitere Pupille bei fast einem Fünftel der Anisokorien nicht auf der Seite der Parese oder Lähmung des dritten Hirnnerven ist, sondern kontralateral, also viel häufiger als die Mydriasis kontralateral zu raumfordernden Hämatomen vorkommt. Dieser Unterschied läßt an eine verschiedene Pathogenese denken. Diese Differenz kann derart erklärt werden, daß die Mydriasis bei raumfordernden Hämatomen Folge direkten Druckes auf den Nerven ist, hingegen ein wesentlicher Teil der als Sekundärschäden auftretende Okulomotoriusausfälle einschließlich der Anisokorien zentral, unabhängig von der peripheren parasympathischen Bahn des N. oculomotorius, entsteht.
Im gleichen Sinne wird erklärlich, daß Sekundärschäden am N. oculomotorius bei Verletzten, bei denen ein raumforderndes Hämatom operiert wurde, keine Relation zur Seite des Hämatoms aufweisen. Nur etwa bei der Hälfte der Fälle stimmt die Seite überein.

Der vollständige Ausfall des dritten Hirnnerven ist fast immer im Rahmen einer *Ophthalmoplegie* zu sehen. Die Ophthalmoplegie entsteht bei etwa 40 % (40,7 %) der Sekundärläsionen des N. oculomotorius. Fast immer bildet sich die Ophthalmoplegie derart zurück, daß zuerst eine geringe uncharakteristische Beweglichkeit des Augapfels auftritt und dann erfolgt die weitere Restitution über eine Internusparese. Nur bei einem Verletzten konnte die Rückbildung einer Ophthalmoplegie über eine Abduzensparese beobachtet werden. Gelegentlich erfolgt die Rückbildung über eine Ophthalmoplegia internuclearis.
Bei Patienten, die nicht am Leben erhalten werden können, geht die Ophthalmoplegie in ein ophthalmoplegisches Syndrom über. Nur bei einzelnen letal verlaufenden Fällen tritt eine Rückbildung der Ophthalmoplegie ein, und meist ist der Tod dann nicht Folge der zerebralen Verletzung allein, sondern von anderen Verletzungen oder Komplikationen zumindest mitverursacht. Auch von diesem naheliegenden Verlauf gibt es Ausnahmen. Bei einem Patienten bildete sich eine linksseitige Ophthalmoplegie und eine rechtsseitige Teillähmung des N. oculomotorius zurück. Der Verletzte starb, ohne daß sich vor dem Tode eine neuerliche Ophthalmoplegie eingestellt hätte. Nach dem Obduktionsbefund waren es nur sekundäre Ernährungsschäden des Gehirnes, die den Exitus verursachten.

Lähmungen des *N. abducens* kommen im Rahmen der Ophthalmoplegien, jedoch auch ohne diese vor. Abduzenslähmungen ohne gleichzeitige Läsion eines weiteren Augenmuskelnerven sind bei 2–3 % (2,4 %) der Verletzten zu erwarten. Ebenso wie bei den Okulomotoriusläsionen tritt bei Überlebenden ausnahmslos Rückbildung ein.
Bei der Hälfte der Patienten mit einer Sekundärläsion des N. abducens ist mit einer gleichzeitigen Ophthalmoplegie der anderen Seite, die sich über eine Okulomotoriusparese zurückbildet, zu rechnen. Bei der anderen Hälfte der Fälle ist die Abduzenslähmung die einzige Läsion eines Augenmuskelnerven. Bei den kombinierten Fällen, auf der einen Seite Ophthalmoplegie, auf der anderen Abduzenslähmung, trat stets die Abduzenslähmung später als die Ophthalmoplegie auf.

Auch im Bereiche des *N. facialis* kommen Sekundärschäden vor. Bei Verletzten, die keine primäre Lähmung des 7. Hirnnerven durch einen Pyramidenbruch erlitten, kann während der Bewußtlosigkeit ein isolierter, ein- oder beidseitiger, meist unvollständiger Lagophthalmus auftreten. Mit Zunahme der Tiefe der Bewußtlosigkeit kommt es zu einer Atonie der gesamten quergestreiften Muskulatur, die Glieder werden schlaff, reflexlos und auch die Pyramidenzeichen schwinden. In diesem Stadium schlechter Prognose kann man meist beidseitig einen unvollständigen Lagophthalmus beobachten. Gleichzeitig entwickelt sich ein ophthalmoplegisches Syndrom und die Kornealreflexe schwinden (Abb. 10 und 11).

Beim Auftreten eines Mittelhirnsyndromes, das mit Spasmen aller Glieder verbunden ist, kann auch der M. orbicularis oculi spastisch sein, die Augen werden zusammengekniffen und die Untersuchung der Pupillen kann dadurch erheblich erschwert sein. Der Spasmus des M. orbicularis oculi im Rahmen eines Mittelhirnsyndromes, meist bei Einklemmung im Tentoriumschlitz, weist zwar auf eine schwere Verletzung hin und fordert akut unser Handeln, jedoch ergibt sich daraus noch keine absolut schlechte Prognose. Ist die Ursache etwa ein epidurales Hämatom, das sofort operativ versorgt wird, ist Restitution durchaus möglich.

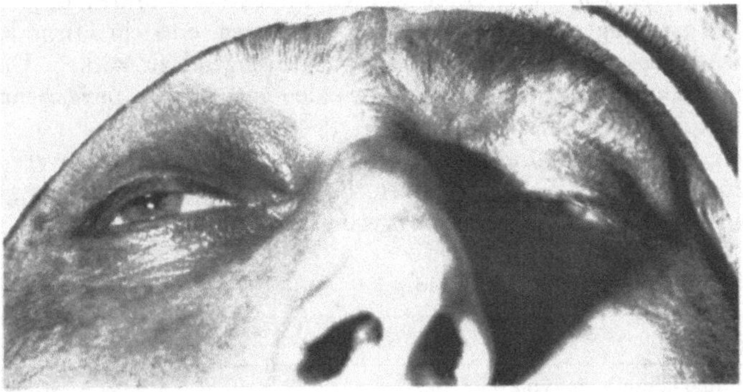

Abb. 10: Derselbe Fall wie Abb. 25. Fehlender spontaner Augenschluß bei tiefer Bewußtlosigkeit.

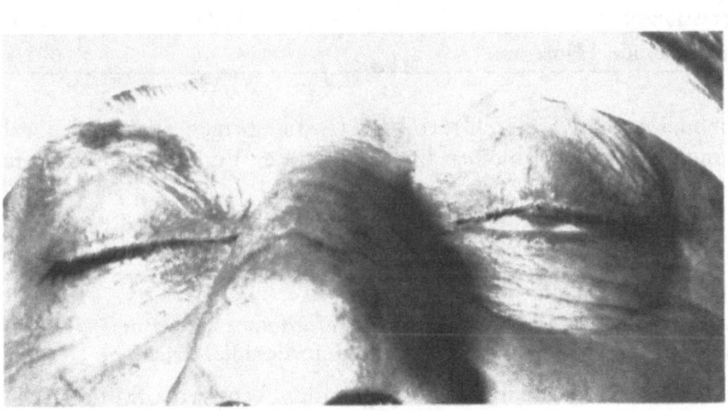

Abb. 11: Derselbe Patient wie Abb. 40. Links ist ein Lagophthalmus in Entwicklung. Aufnahme einige Stunden nach der Operation und wenige Stunden vor dem Exitus.

Wesentlich erscheint, wann diese Lähmungen auftreten und wie lange *die Rückbildung* dauert. Fast sämtliche Lähmungen treten innerhalb der ersten Woche nach dem Unfall auf, der Schwerpunkt liegt auf dem 2. und 3. Tag nach der Verletzung. Nur vereinzelte Sekundärlähmungen treten später auf; der längste Zeitraum zwischen Unfall und Beginn der Lähmung betrug 18 Tage. Die Rückbildungsdauer bewegt sich zwischen sechs Tagen und 2½ Monaten; der Schwerpunkt liegt auf der 3. und 4. Woche. Die Lähmungen des N. abducens brauchen längere Zeit für ihre Rückbildung als die des dritten Hirnnerven. Die Rückbildungszeiten über einen Monat betreffen nur die Abduzenslähmungen. Ein Fall einer Abduzenslähmung restituierte sich erst nach einem halben Jahr.

Keineswegs gesichert ist die *Pathogenese* der Sekundärläsionen. Es dürften mehrere Komponenten für die Entwicklung dieser Läsionen notwendig sein. Die Vorbedingungen

dürften für die Sekundärläsion des N. oculomotorius, des N. abducens und für die Entwicklung einer Ophthalmoplegie nicht dieselben sein. Auf die multifaktorielle Pathogenese weist schon die Tatsache hin, daß die meisten schweren Schädelhirnverletzten keine Sekundärlähmungen aufweisen. Die Prozentsätze sind relativ niedrig. Es sind einige Gesichtspunkte zu untersuchen, die in Frage kommen.
Das Durchschnittsalter aller betroffenen Verletzten beträgt 33 bis 34 Jahre und dies in gleicher Weise, wenn die Überlebenden und jene, welche ad exitum kamen, gesondert gerechnet werden. Dieses Durchschnittsalter liegt etwa 10 Jahre niedriger als das aller Verletzten. Mit zunehmendem Lebensalter werden die extrazerebralen Liquorräume durch atrophische Veränderungen weiter. Man kann annehmen, daß ein Hirnödem bei weiten extrazerebralen Räumen länger braucht, um raumbeengend zu wirken. Dieser Gesichtspunkt ist für die Entwicklung von Sekundärschäden gewiß nicht ausreichend. Der jüngste Patient war 4 Jahre, der älteste 82 Jahre alt.
Es ist in Erwägung zu ziehen, daß es sich vorwiegend um besonders schwere Fälle handeln könnte, die zum Großteil ad exitum kamen. Folgende Gegenüberstellung gibt über diese Frage Auskunft, wobei die Prozentsätze abgerundet wurden.

TABELLE 5

	Überlebend	Verstorben
Sekundärlähmungen von Hirnnerven	60 %	40 %
Gehirnkontusionen	60 %	40 %
Impressionsbrüche	60 %	40 %
raumfordernde Hämatome	40 %	60 %

Die Hämatome haben eine höhere Mortalität als die übrigen Schädelhirnverletzungen, die Sekundärlähmungen hingegen bleiben im Rahmen der Verletzungen ohne raumfordernde Hämatome.
Unter den Verletzten mit Sekundärlähmungen befinden sich Fälle mit raumfordernden Hämatomen. Die Verteilung ergibt keinen signifikanten Unterschied gegenüber der Gesamtheit der bearbeiteten Fälle:

Schwere Schädelhirnverletzungen:	20 % raumfordernde Hämatome
Sekundärlähmungen:	35 % raumfordernde Hämatome

Im Gegensatz zu den bisher wenig bedeutungsvollen Resultaten fällt eine Merkwürdigkeit auf, wenn die betroffene Seite beachtet wird. Mehr als 80 % (81,8 %) der Sekundärläsionen des N. oculomotorius sind rechtsseitig. In einzelnen Fällen kommen beidseitige Okulomotoriusläsionen vor und dies war meist bei Schwerstverletzten, die ad exitum kamen, der Fall.
Abduzenslähmungen, welche sofort nach dem Unfall bestehen, und sich nicht zurückbilden, kamen rechts und links in gleicher Weise, einmal sogar beidseitig vor. Sekundärlähmungen des N. abducens, insgesamt eine niedrige Zahl (neun Fälle) treten fast immer linksseitig auf. Bei den hier berücksichtigten Krankengeschichten war immer die linke Seite betroffen. Bei kombinierten Fällen war stets die Ophthalmoplegie rechts und die Abduzenslähmung links. Die einzige Ophthalmoplegie, die sich nicht über eine Okulomotoriusparese, sondern eine des N. abducens zurückgebildet hat, war linksseitig.
Die Gesamtzahl auswertbarer Krankengeschichten ist bei der relativen Seltenheit der Sekundärläsionen zu gering, als daß sie statistisch signifikante Resultate ergäbe. Trotzdem ist die Asymmetrie der Verteilung auffällig. Allerdings muß man mit statistisch nicht signifikanten Daten sehr vorsichtig sein, denn mit rein zufälligen Häufungen muß immer

gerechnet werden. So fanden etwa W. R. GREEN und Mitarbeiter unter 38 Fällen intrakranieller Aneurysmen 2,5 mal so häufig die linke als die rechte Seite betroffen. Es handelte sich um Aneurysmen, welche den dritten Hirnnerven lädierten. G. JEFFERSON veröffentlichte eine Zusammenstellung über 1023 Fälle mit Aneurysmen (ohne Berücksichtigung einer Läsion des N. oculomotorius), wobei kein nennenswerter Seitenunterschied der Häufigkeit auftritt. Eine Übersicht von H. KRAYENBÜHL über 290 Krankengeschichten von Aneurysmafällen ergibt keinen Seitenunterschied. Bei aller Zurückhaltung über die Verläßlichkeit statistischer Daten ohne mathematische Auswertung kann den Möglichkeiten von asymmetrischer Symptomatik nachgegangen werden. Zumindest in Einzelfällen ist eine teilweise pathogenetische Wirksamkeit möglich.

Der Schädel samt seinem Inhalt ist ein grundsätzlich symmetrisch angelegter Körperteil und die vorhandene Asymmetrie der Symptomatik ist nicht leicht zu erklären, obwohl bekannt ist, daß manche zerebralen Erscheinungen links häufiger als rechts vorkommen.

Da es sich um Unfälle handelt, wäre die nächstliegende Erklärung darin zu suchen, daß die Verletzten durch das Überwiegen der Rechtshändigkeit mit der rechten Hand Abwehr- oder Schutzbewegungen durchführen, welche zu einer asymmetrischen Verteilung der Verletzungen führen. In diesem Falle wäre auch eine Asymmetrie der Schädelbrüche, zumindest der Impressionen zu erwarten. Die Sichtung der Röntgenbilder zeigt, daß diese Erwägung unzutreffend ist. Ein hoher Prozentsatz aller Unfälle entsteht im Verkehr und Abwehrbewegungen kämen zu spät oder sind sogar undurchführbar. Das Fehlen der Wirksamkeit der Rechtshändigkeit ist damit erklärt.

Wir wissen, daß bei Enzephalographien beim Rechtshänder häufig der linke Seitenventrikel weiter gefunden wird, allerdings erst in mittlerem bis höherem Lebensalter. Die größere Weite des linken Seitenventrikels könnte beim Hirnödem von Bedeutung sein. Diese Seitendifferenz pflegt allerdings sehr gering zu sein und das eher niedrige Durchschnittsalter der betroffenen Verletzten läßt auch diesen Zusammenhang als gänzlich unwahrscheinlich erscheinen.

Eine weitere Asymmetrie der anatomischen Gegebenheiten besteht in der sehr häufigen Seitendifferenz der Pyramidenkonfiguration, welche eine Basisasymmetrie verursacht. Diese Basisasymmetrie kann erheblich sein und bei manchem Verlauf einen pathogenetischen Teilfaktor darstellen. Unser schwerster Fall mit Läsionen basaler Hirnnerven bot eine hochgradige Basisasymmetrie. Die linksseitige Abduzenslähmung dieser Patientin hatte weitaus die längste Rückbildungszeit von einem halben Jahr (Abb. 12).

Auch bei starker Asymmetrie der Pyramiden ist der Hirnstamm mit den Hirnnervenabgängen symmetrisch. Schon bei durchschnittlicher Schädelkonfiguration steigt der N. abducens vom kaudalen Rand der Brücke gegen die obere Kante der Pyramidenspitze an und verläuft von dort durch die mittlere Schädelgrube zur Fissura orbitalis superior etwas abfallend. Es ergibt sich dadurch eine Krümmung des N. abducens in einer Vertikalebene, deren Scheitel mit der Höhe der Pyramidenkante zusammenfällt; der Krümmungswinkel ist nach kaudal offen (Abb. 13). Bei basalen Hämatomen, die von einem Knochenbruch der Pyramide ausgehen, kann die Krümmung des sechsten Hirnnerven verstärkt werden; eine Überdehnung des Nerven und ein vorübergehender Funktionsausfall werden verständlich. Steht eine Pyramide wesentlich höher als die andere, wie auf Abbildung 12, ist auf dieser Seite die Krümmung des N. abducens zwangsläufig stärker und es kann beim Auftreten einer Blutung dieser Region eher zu einer Läsion des Nerven kommen.

Der Wirksamkeit dieser Komponente bei manchen Fällen kann man sich nicht verschließen, darf sie aber nicht überschätzen. Es handelt sich um keine konstante Korrelation. Bei einem anderen Verletzten mit einer linksseitigen Abduzenslähmung steht die rechte Pyramide höher als die linke, allerdings ist die Seitendifferenz dieses Falles nicht erheblich und die

Abduzenslähmung bildete sich innerhalb drei Wochen zurück, für eine Abduzenslähmung eine sehr kurze Rückbildungszeit (Abb. 14).
Der Verlauf des N. abducens und die gelegentliche Basisasymmetrie sind Faktoren, die manchmal an der Entstehung von Sekundärläsionen beteiligt sein dürften, allein jedoch keineswegs verantwortlich gemacht werden können und vor allem keinen Hinweis auf eine Seitenbetonung geben.

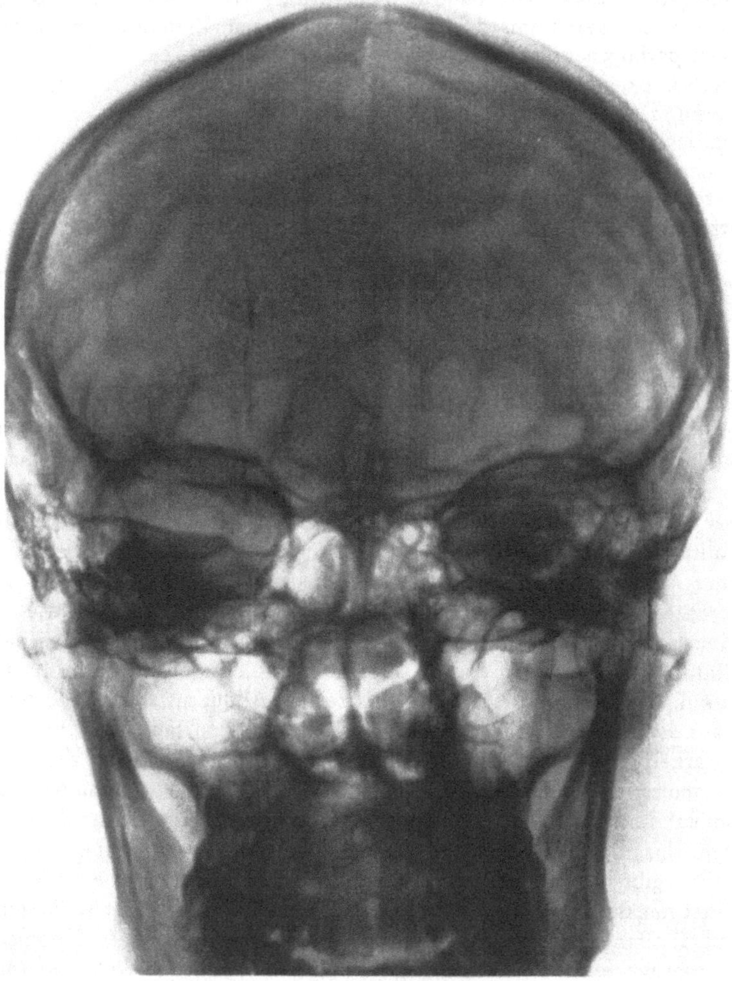

Abb. 12: Anterior-posteriores Röntgenbild. Erhebliche Basisasymmetrie; die linke Pyramide steht wesentlich höher als die rechte. Eine linksseitige Spätlähmung des N. abducens hatte in diesem Falle die längste Rückbildungszeit.

Der Frage der Asymmetrie kann man weiter nachgehen, jedoch nicht deshalb, weil eine signifikante Relation erwartet wird, das Gegenteil ist der Fall. Wir haben in der Diagnostik stets Einzelfälle zu beurteilen, und für diese dürften Asymmetrien und anatomische Varianten entscheidend sein. Nur ausnahmsweise ergeben sich daraus Indikationen für therapeutisches Handeln. Varianten kennend, kann aber gerade das Unterlassen von nutzlosen Maßnahmen ebenso wertvoll sein.

Die größten Asymmetrien des Schädelinneren sind im Bereiche des Gefäßsystems zu finden. Es ist bekannt, daß vor allem die Ausbildung des Circulus arteriosus Willisi erheblichen

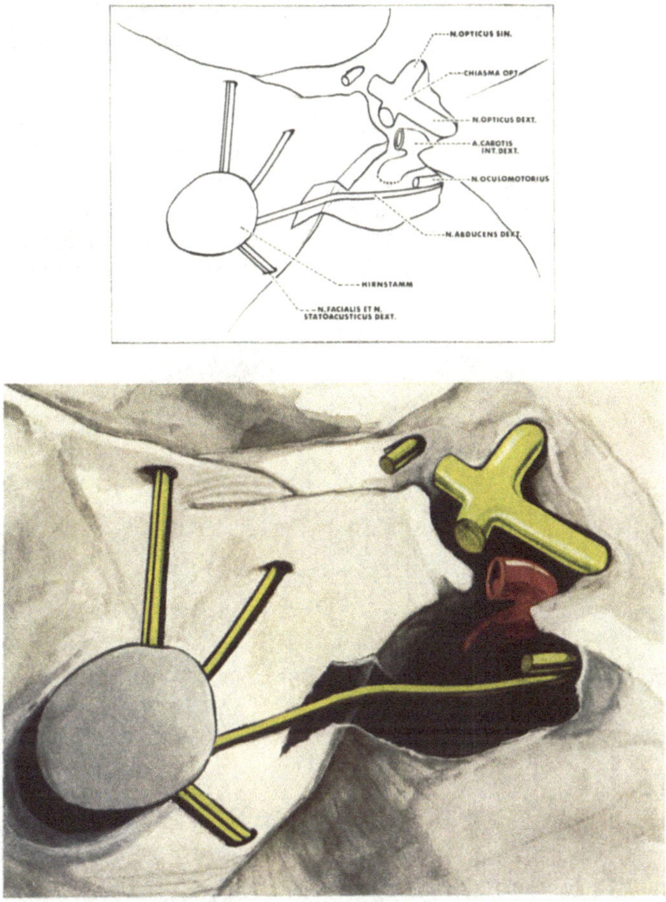

Abb. 13: Schematische Darstellung des Verlaufes des N. abducens und facialis an der Schädelbasis. Die Lage der Nerven und die Krümmung wurden von einer Fotografie eines Präparates des Anatomischen Institutes in Wien übernommen. Es ist die Krümmung des N. abducens mit dem Scheitelpunkt in der Höhe der oberen Pyramidenkante zu sehen, welche bei basalen Blutungen für die Sekundärläsion des N. abducens verantwortlich sein dürfte. Ferner ist der fast rechtwinkelige Abgang der Nn. VII, VIII vom Hirnstamm zu beachten. Wird der Hirnstamm durch eine Blutung im Bereiche einer hinteren Schädelgrube disloziert, muß der Nerv unter abnorme Spannung kommen. Die periphere Sekundärläsion des N. facialis, welche sich ebenso wie die des N. abducens stets spontan zurückbildet, wird erklärlich.

Varianten unterliegt. Statt einer können bis zu drei Aa. communicantes anteriores vorhanden sein. Die A. communicans posterior kann einseitig und auch beidseitig fehlen. Die A. cerebri posterior kann ein Ast der A. carotis interna oder auch der Endast der A. basilaris sein. Die A. basilaris verläuft fast nie in der Medianen, meist krümmt sie sich relativ stark nach einer Seite, wodurch ihre Äste auf der einen Seite ungewöhnlich spitzwinkelig und auf der anderen stumpfwinkelig abgehen. Durch den asymmetrischen Gefäßabgang ergeben sich seitendifferente hämodynamische Verhältnisse. Alle diese Abweichungen stellen keine Seltenheit dar, sondern sind sehr häufig.

Weitaus die genauesten Angaben über die Varianten des Gefäßsystems wurden von B. ADACHI mitgeteilt. Es zeigt sich, daß gerade in diesem Bereiche sehr viele Abweichungen von der Norm vorhanden sind, die einzeln meist mit über 1 % Häufigkeit vorkommen. Manche Varianten sind viel häufiger, z. B. besteht eine Lumendifferenz der beiden Aa. communicantes posteriores bei 63,8 % (83 Gehirne) und bei 0,4 % (1653 Gehirne, 8 Autoren) fehlen beide Gefäße gänzlich.

Die Bedeutung der Gefäßverhältnisse für die Augenmuskelnerven ergibt sich aus der engen Beziehung, welche der N. oculomotorius und N. abducens zu Gefäßen haben. Der N. oculomotorius verläuft zwischen der A. cerebelli superior und der A. cerebri posterior. In seinem weiteren Verlauf liegt er knapp lateral der A. communicans posterior. Gehen die Aa. cerebelli superiores und die Aa. cerebri posteriores sehr spitzwinkelig von der A. basilaris ab, wird eine Läsion durch Einklemmung viel eher möglich sein als bei

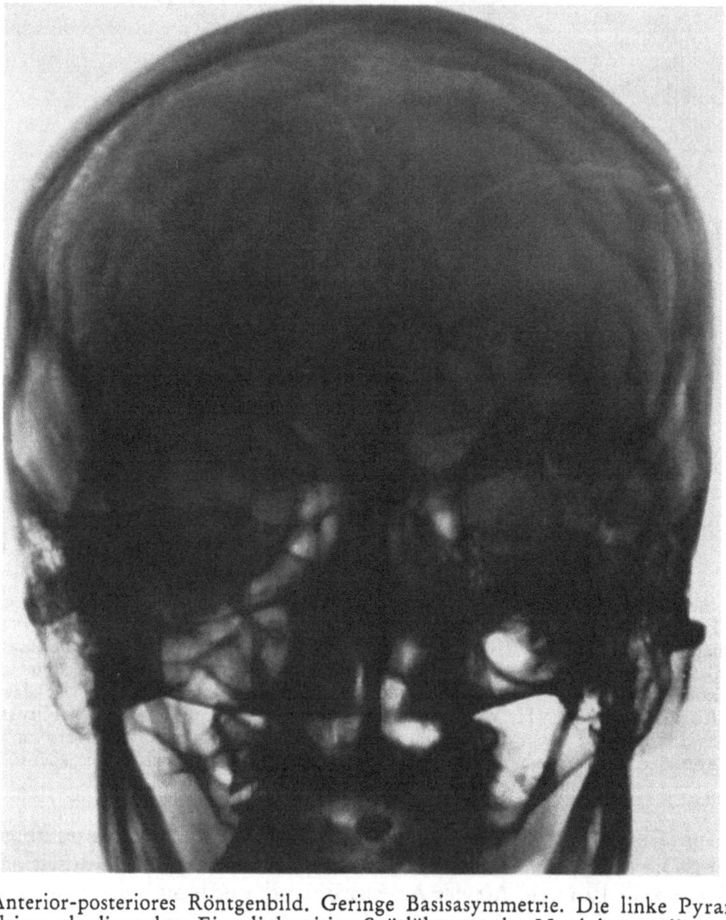

Abb. 14: Anterior-posteriores Röntgenbild. Geringe Basisasymmetrie. Die linke Pyramide steht gering niedriger als die rechte. Eine linksseitige Spätlähmung des N. abducens dieses Verletzten hatte die kürzeste Rückbildungszeit. Außerdem besteht ein Bruch des linken Scheitelbeines.

stumpfwinkeligem Abgang. Ist die A. cerebri posterior ein Ast der A. carotis interna, ist der N. oculomotorius viel weniger gefährdet als beim Abgang von der A. basilaris. Ist die A. communicans posterior englumig oder fehlt sie, und hat sie größeren Abstand vom dritten Hirnnerv, dürfte eine Läsion viel weniger möglich sein als bei weitlumiger nahe am Nerv liegender Arterie. Es ist zu bedenken, daß das Aneurysma am Abgang der A. communicans posterior sehr häufig zu einer Okulomotoriusläsion führt, also bei gegebener anatomischer Situation und zunehmendem Hirndruck eine Okulomotoriusläsion durch die Nachbarschaft zur A. communicans posterior durchaus in Betracht zu ziehen ist. Die Pulsation der Arterie kann beim Kontakt zum Nerven für eine Läsion genügen. Wir wissen, daß die arterielle Pulsation sogar Knochen zum Abbau bringt (Abb. 2 und 15).

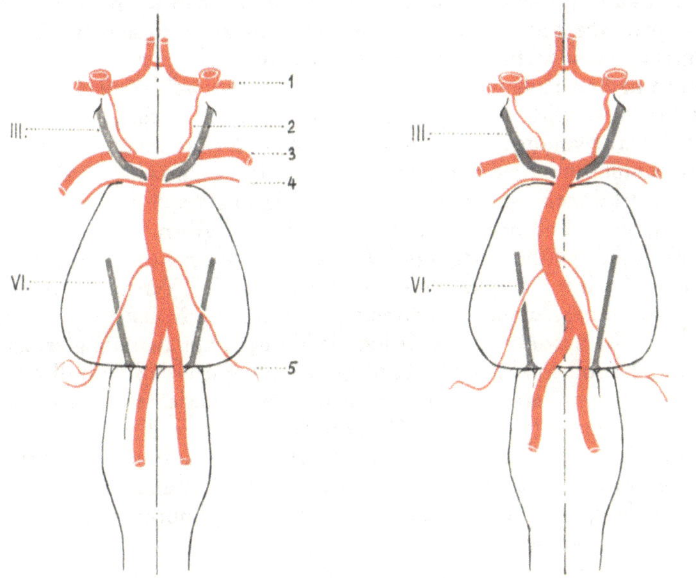

Abb. 15a und 15b: In Abb. 15a sind der N. oculomotorius und der N. abducens mit ihren Beziehungen zum Circulus arteriosus Willisi dargestellt.

1. A. cerebri media
2. A. communicans posterior
3. A. cerebri posterior
4. A. cerebelli superior
5. A. cerebelli inferior anterior

Abb. 15b zeigt, daß geringe Varianten der Gefäße veränderte Beziehungen zwischen dem dritten und sechsten Hirnnerven und den Arterien verursachen. Die linke A. communicans posterior hat ein größeres Lumen als die rechte und kommt etwas näher an den N. oculomotorius heran. Durch eine mäßige Krümmung der A. basilaris wird der Spalt zwischen A. cerebri posterior und A. cerebelli superior, durch den der N. oculomotorius durchtritt, schmäler. Links liegt die A. cerebelli inferior anterior auf dem N. abducens statt unter ihm.

Der N. abducens kreuzt nach seinem Austritt am unteren Rand der Brücke die A. cerebelli inferior anterior. Allein diese Beziehung kann bei gesteigertem endokraniellen Druck durch die Pulsation der Arterie zu einer Läsion des Nerven führen (J. C. Malek u. Mitarb.). Manchmal liegt aber der Nerv nicht auf sondern unter der Arterie. Wenn man bedenkt, daß der Nerv einen ungünstigen Verlauf über die Pyramidenkante hat, wird

er bei zunehmendem Hirndruck keine Möglichkeit haben, auszuweichen. Der N. abducens muß nun die A. cerebelli inferior anterior gegen die Brücke pressen. In diesem Falle ist der sechste Hirnnerv allein durch diese kleine Arterie hochgradig gefährdet. Kommt durch Basisasymmetrie eine hochstehende Pyramide dazu, wird eine durch lange Zeit bestehenbleibende Abduzenslähmung verständlich (Abb. 12).
Es sind vor allem drei Stellen, an denen Augenmuskelnerven durch Arterien stark gefährdet sein können:

1. Durchtritt des N. oculomotorius zwischen der A. cerebri posterior und der A. cerebelli superior.
2. Nachbarschaft des N. oculomotorius zur A. communicans posterior.
3. Kreuzung zwischen N. abducens und der A. cerebelli inferior anterior.

B. Adachi hat auch die Seitenverteilung der Varianten beachtet. Bei manchen Abweichungen scheint zwar eine Seite häufiger als die andere befallen zu sein, die Unterschiede sind jedoch zu gering, um als signifikant verwertet werden zu können.
Es gibt somit eine Reihe häufiger anatomischer Varianten, welche für Komplikationen beim Hirnödem verantwortlich sein können. Im Vordergrund stehen die vielfachen Abweichungen der Gefäße von der Norm. Nur ausnahmsweise kann man erwarten, diese Details der Gefäßverteilung im Arteriogramm zur Darstellung zu bringen. Die röntgenologisch erzielbaren Projektionen eignen sich wenig zur Klärung der Situation. Viel wertvoller ist die Beachtung des klinischen Verlaufes. Bei einem Fall mit starker Basisasymmetrie (Abb. 12) und Abduzenslähmung auf der Seite der hoch stehenden Pyramide wird anzunehmen sein, daß diese Komplikation kein Anlaß ist, eine Verschlimmerung des Gesamtzustandes anzunehmen, zumal die Lähmung des sechsten Hirnnerven zu einem Zeitpunkt auftrat, zu dem die Bewußtseinslage schon die Tendenz zur Besserung erkennen ließ.
Zusammenfassend soll ausdrücklich hervorgehoben werden, daß Ausfallserscheinungen im Bereiche der Augenmuskelnerven peripherer und supranukleärer Genese sein können und beim Zunehmen des endokraniellen Druckes die periphere direkt in die supranukleäre Symptomatik übergehen kann. So ist die innere Ophthalmoplegie meistens Folge von Druck auf den dritten Hirnnerven, entsteht also peripher, und das oft noch am gleichen Tage auftretende ophthalmoplegische Syndrom entsteht durch eine schwere Funktionsstörung der Strukturen des Hirnstammes.

AUGENSYMPTOMATIK BEI HIRNSTAMMLÄSIONEN

Allgemeines

Bei der Bearbeitung eines Themas ist die Einteilung in Kapitel, gleichgültig wie diese versucht wird, stets willkürlich.

In der Biologie kann es diese Grenzen, welche zur Übersichtlichkeit gezogen werden, nicht geben. Auch das Gesamtthema, die Augensymptomatik, ist eine rein willkürliche Isolierung eines Teiles aus Unteilbarem. Nicht einmal der Mensch als Individuum stellt eine Einheit dar, denn er kann nur in seiner Umwelt, in seinem Lebensraum verstanden werden. So darf die Trennung der Hirnstammsymptomatik nicht als gesondertes Thema akzeptiert werden, denn schon die Pupillenbahnen verlaufen teilweise durch den Hirnstamm und bei den Hirnnervenausfällen ist die Differenzierung zwischen rein peripheren und zentralen Ausfällen nicht immer möglich. Bei progredienten Verläufen stellt der Übergang einer vorerst peripheren Symptomatik, etwa einer inneren Ophthalmoplegie in ein ophthalmoplegisches Syndrom, also eine sichere Hirnstammsymptomatik, keine Seltenheit dar. Dieser Übergang kann sich in kürzester Zeit vollziehen.

Der Grund, warum die okuläre Hirnstammsymptomatik gesondert zu bearbeiten ist, liegt darin, daß nur durch das Verständnis des relativ komplizierten Systems der Augenbewegungen die bei den Verletzten zur Beobachtung kommenden Erscheinungen richtig gewertet werden können. Die Beurteilung des Zustandsbildes, der Prognose und damit oft genug des sofort notwendigen Handelns, fordert eine ausreichende Information über die Ursachen der Störungen und deren vitale Bedeutung. Eine gewisse Ausführlichkeit über anatomische und funktionelle Grundkenntnisse kann man gerade bei dieser Materie nicht vermeiden. Wir werden noch zu zeigen haben, daß scheinbar unwesentliche Änderungen des Befundes bei Verletzten von entscheidender Bedeutung sein können. Die Tragweite der Bedeutung dieser Befunddetails ist jedoch nur durch die Vergegenwärtigung der anatomischen und funktionellen Zusammenhänge möglich.

Das Sehen ist unsere wichtigste Sinnesfunktion. Der hohen Wertigkeit dieses Wahrnehmungssystems entsprechend, nimmt es im zentralen Nervensystem einen entsprechenden Platz ein und ist mit sämtlichen Systemen verbunden. Unser Bewegungsapparat, unsere Haltung, ja auch unsere Stimmung und alle anderen Lebensäußerungen sind vom Gesichtssinn gesteuert. Als bewegliche Lebewesen, deren Spezialisierung gegenüber allem anderen Lebendigen in der komplizierten Organisation des Gehirnes liegt, brauchen wir zur Bewältigung unserer Aufgaben eine rasche Zuwendung zu allem, das in unsere Interessenssphäre tritt. Unsere Augen sind daher nach allen Richtungen frei beweglich, wobei die Bewegungen beider Augen das Erhalten *eines* Bildes gewährleisten müssen. Die Beweglichkeit der Augen muß rechts und links aufeinander abgestimmt sein. Diese Funktion wird „konjugierte Augenbewegungen" bezeichnet. Entsprechend unserem Lebensraum, der sich vorwiegend in der Horizontalen abspielt, stehen die konjugierten Augenbewegungen in der Horizontalebene weitaus im Vordergrund, ein Faktum, das anatomisch, funktionell und konsekutiv auch in der Pathologie Ausdruck finden muß.

Im akuten Stadium der Schädelhirnverletzung sind die Patienten bewußtlos oder schwer bewußtseinsgestört. In dieser Periode spielt das Sehen eine untergeordnete oder keine

Rolle, wohl aber die normale oder meist abnorme Beweglichkeit der Augäpfel, die aber bei diesen Patienten nicht willkürlich sondern reflektorisch oder auch in pathologisch veränderter Form erfolgt. Es ist daher berechtigt, das Sehen hier nur am Rande zu beschreiben und die Bewegungsstörungen der Augen in den Vordergrund zu stellen. Auch anatomisch soll die Sehbahn mit ihren Verbindungen weitgehend unberücksichtigt bleiben. Das System der Augenbewegungen, das, wie auch das Sehen, mit sämtlichen Strukturen des Zentralnervensystems in Verbindung steht, ist noch nicht endgültig erforscht. Dauernd erweitern neue Untersuchungsergebnisse unsere Kenntnisse. Es müssen daher manche Detailfragen offen bleiben und manche Auffassung, die heute gültig erscheint, kann morgen überholt sein. Diese Unsicherheit wird jedoch nur in Einzelerkenntnissen wirksam und kann bei klinischen Gesichtspunkten nur auf sehr weite Sicht wichtig werden.

Das Kapitel über die Diagnostik der Pupillenveränderungen wurde so abgehandelt, als ob die beschriebene Symptomatik eine vorwiegend periphere wäre, die durch raumfordernde Blutungen oder Gehirnveränderungen verursacht wird. Dies ist nur teilweise zutreffend. Bei der durch Druck verursachten inneren Ophthalmoplegie dürfen wir ein peripheres Syndrom annehmen. Sind aber beide Pupillen lichtstarr, wird die Annahme einer peripheren Verursachung fast immer unrichtig sein. Auch unabhängig von der Traumatologie und abgesehen von den bekannten Pupillensyndromen bei Lues, deren Pathogenese nicht endgültig geklärt ist, kennen wir zahlreiche Krankheitsbilder, bei denen Pupillenveränderungen vorkommen können. So kommen sowohl bei Pinealomen als auch bei Vierhügeltumoren lichtstarre Pupillen, manchmal kombiniert mit Miosis, manchmal in Form einer Ophthalmoplegia interna vor. Reflektorische und gelegentlich totale Pupillenstarre kann auch bei Ponstumoren beobachtet werden. Diese und ähnliche Befunde kommen mit größter Wahrscheinlichkeit zum Teil durch Druck auf die Pupillenbahnen oder durch deren Zerstörung zustande. Auch das Kernareal, etwa der parasympathische Nucleus medianus anterior, kann betroffen werden und zu Reflexanomalien der Pupillen führen. Pupillensymptomatik läßt sich praktisch von allen Gebieten des Gehirnes her auslösen, so z. B. vom frontalen Adversivfeld oder auch vom Temporallappen. Bemerkenswert erscheint, daß es bei experimentellen Fokalepilepsien bei Katzen verschiedene Pupillenreaktionen gibt, je nachdem, ob der Reiz im Hippocampus oder im Nucleus amygdalae gesetzt wurde. Ein Reiz im Hippocampus führt zu kontralateraler, im Bereiche des Nucleus amygdalae zu homolateraler Lichtstarre der Pupillen (B. Blum und A. First). Alle diese Möglichkeiten sind in gleicher Weise beim Schädelhirntrauma gegeben, jedoch ist die Pathogenese nur ausnahmsweise vom Verlauf der Pupillensymptomatik allein abzulesen. Erst die Dynamik des Gesamtzustandes kann nähere Aufschlüsse geben.

Noch mehr als bei der Pupillensymptomatik ist bei den Ausfallserscheinungen der die Augenmuskeln versorgenden Hirnnerven damit zu rechnen, daß nicht Läsionen des peripheren Nerven, sondern seiner Kerne und supranukleären Verbindungen zu den beschriebenen Befunden führen. So ergeben sich Überschneidungen der Gesichtspunkte und die Synthese ist Aufgabe des am Krankenbett tätigen Arztes.

Anatomie

In der Formatio reticularis des Mittelhirnes und des Pons sind die Kerne der Hirnnerven eingelagert, welche die Beweglichkeit der Augen ermöglichen. Die zentrifugalen Neurone dieser Kerne stellen die letzte Strecke zum Erfolgsorgan dar. Es sind drei Nerven, der N. oculomotorius, der N. trochlearis und der N. abducens. Die Fasern des N. trochlearis kreuzen im Velum medullare die Seite, bevor sie austreten, der N. oculomotorius und der N. abducens bleiben ungekreuzt. Der M. rectus medialis wird beidseitig aus dem lateralen

Okulomotoriuskern versorgt, die übrigen Augenmuskeln erhalten nur homolaterale, bzw. der M. obliquus superior vom N. trochlearis nur kontralaterale Fasern.

Die motorischen Hirnnervenkerne können als kraniale Fortsetzung der Vordersäule des Rückenmarkes angesehen werden. Ein System von Zwischenneuronen verbindet die Vorderhornganglienzellen verschiedener Höhe, wodurch die Synergie der Bewegungen, eine Integration auf dem Niveau des Rückenmarkes, ermöglicht wird. Analog den Zwischenneuronen des Rückenmarkes gibt es ein Fasersystem, das die Kerne der Hirnnerven, welche die Augenbeweglichkeit ermöglichen, zu Funktionseinheiten zusammenfaßt; es ist dies der Fasciculus longitudinalis medialis. Da für die Gesamtfunktion die Verbindung aller entsprechenden Hirnnervenkerne nicht genügt, reicht der Fasiculus longitunialis medialis weit über dieses Gebiet vor allem nach kaudal und kann bis zum Lumbosakralmark verfolgt werden.

Weitaus am kompliziertesten ist das Kerngebiet des N. oculomotorius. Es besteht aus einem in der Mittellinie befindlichen Zellareal und mehreren bilateralen Kernen. Der mediane Zellkomplex wird meist in einen vorderen Anteil, den Nucleus medianus anterior und den dahinter befindlichen Nucleus medianus PERLIA unterteilt. Neben diesem medianen Zellareal befinden sich beiderseits lateral anschließend Kernareale. Lateral des Perliakernes befindet sich der großzellige Okulomotoriuskern und davor der Nucleus Westphal-Edinger. Noch etwas rostraler befinden sich zwei weitere Zellkomplexe, welche zum Komplex der Kerne des N. oculomotorius zu zählen sind, der Nucleus interstitialis CAJAL und der Nucleus anterior lateralis DARKSCHEWITSCH (Abb. 16).

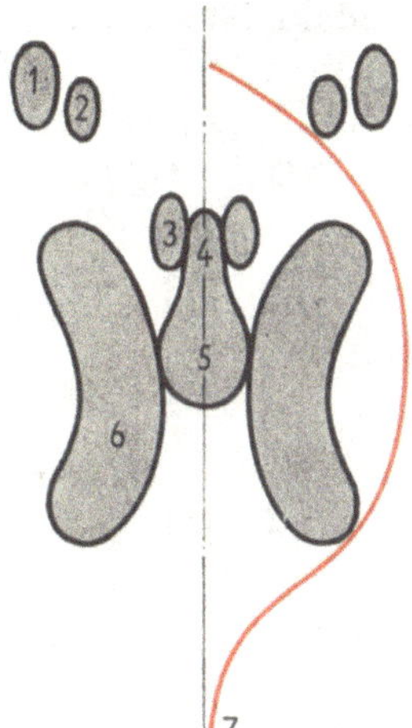

Abb. 16: Schematische Darstellung des Kernkomplexes des N. oculomotorius.

1. Nucleus lateralis DARKSCHEWITSCH
2. Nucleus interstitialis CAJAL
3. Nucleus WESTPHAL-EDINGER
4. Nucleus medianus anterior
5. Nucleus medianus PERLIA
6. Nucleus lateralis
7. Fasciculus longitudinalis medialis

Der laterale Hauptkern und der mediane Kern nach PERLIA sind großzellig, die übrigen kleinzellig. Die großzelligen Kerne haben somatomotorische, die kleinzelligen autonome Funktionen. Innerhalb des lateralen Hauptkernes besteht eine Ordnung; einzelne Zellgruppen können bestimmten Augenmuskeln zugeordnet werden. Der Perliasche Kern ist phylogenetisch relativ jung und bei Tieren, welche ihre Augen durch den Bau ihres Gesichtsschädels nicht konvergieren können, nicht vorhanden; er ermöglicht die Konvergenz der Augen beim Sehen in der Nähe, also eine isolierte und gleichzeitige Innervation beider Musculi recti mediales.

Der vor dem Perliaschen Kern befindliche Nucleus medianus anterior stellt mit beiden Nuclei Westphal-Edinger einen histologisch einheitlichen Zellkomplex dar, der aber funktionell gegliedert ist. Nach den Untersuchungen von O. Gagel und Mitarbeitern ist der Nucleus medianus anterior ein parasympathisches Zellareal, das efferente Fasern für den M. sphincter pupillae und M. ciliaris liefert, also den parasympathischen Teil des N. oculomotorius beisteuert, der über das Ganglion ciliare die Erfolgsorgane erreicht, die Verengerung der Pupille sowie die Spannung bzw. Entspannung der Linse für das Sehen in verschiedene Entfernungen ermöglicht. Diese Funktion wurde ursprünglich dem Nucleus Westphal-Edinger zugeschrieben. Der Nucleus Westphal-Edinger, die Nuclei Cajal und Darkschewitsch sind Schaltkerne, die keine efferenten Fasern an den N. oculomotorius abgeben, und auf diese wird noch zurückzukommen sein.

Der ganze Zellkomplex der Okulomotoriuskerne befindet sich im Mittelhirn, in der Höhe der vorderen Vierhügel, im Höhlengrau unter dem Aquaeductus Sylvii. Etwas kaudaler, noch im Mittelhirn, in der Höhe der hinteren Vierhügel befindet sich der Kern des N. trochlearis. Noch weiter kaudal unter dem Boden des 4. Ventrikels befindet sich der Kern des N. abducens. Nahe dem Abduzenskern wird ein weiterer Schaltkern in der Brücke angenommen. Dieser Kern soll das Zentrum der konjugierten horizontalen Blickbewegung sein. Tumoren und auch andere Läsionen dieser Region führen zu einer Blicklähmung nach der gleichen Seite, weshalb diese Annahme berechtigt erschien. Allerdings konnte kein konkretes Kernareal histologisch verifiziert werden, das man dem pontinen Blickzentrum gleichsetzen könnte. Nach neueren Untersuchungen dürfte die pontine Blicklähmung anders zu erklären sein und es ist wahrscheinlich, daß es einen pontinen Schaltkern nicht geben dürfte (Carpenter und Mitarbeiter). Sichergestellt scheinen somit ein Areal mehrerer Kernkomplexe für den N. oculomotorius und je ein Kern auf jeder Seite für den N. trochlearis und den N. abducens.

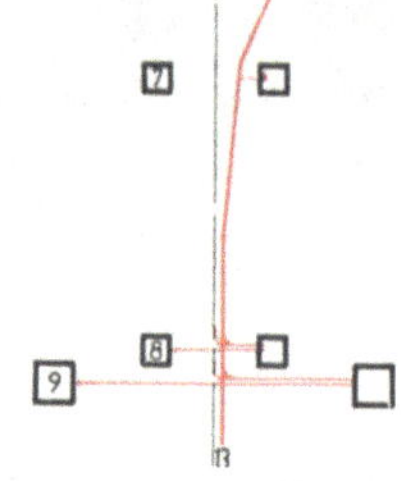

Abb. 17: Schematische Darstellung der Kerne der Augenmuskelnerven und des Fasciculus longitudinalis medialis.
1. Nucleus lateralis Darkschewitsch
2. Nucleus interstitialis Cajal
3. Nucleus Westphal-Edinger
4. Nucleus medianus anterior
5. Nucleus medianus Perlia
6. Nucleus lateralis
7. Nucleus nervi trochlearis
8. Nucleus nervi abducentis
9. Nucleus Deiter
10. Commissura posterior
11. Verbindung zum Diencephalon
12. Verbindungen zum extrapyramidalen System, Cortex usw.
13. Fasciculus longitudinalis medialis

Die Kerne der Augenmuskelnerven werden durch den Fasciculus longitudinalis medialis (abgekürzt FLM) zu Funktionseinheiten verbunden. Wie schon erwähnt, stellt der FLM eine Fortsetzung des Zwischenneuronensystems des Rückenmarkes dar. In der Höhe der Abduzenskerne liegt der FLM medial dieser Kerne, knapp anschließend an die mediane Raphe. Nach vorne zu weicht der FLM von der Mittellinie gering ab und liegt in der Höhe der Trochleariskerne immer noch nahe der Mittellinie. Weiter nach vorne weicht der FLM stärker auseinander, so daß der Großteil seiner Fasern knapp lateral des Zellkomplexes des N. oculomotorius zu liegen kommt. Der FLM kommt dann teils unter und medial der Schaltkerne nach CAJAL und DARKSCHEWITSCH zu liegen, zieht teilweise zur Commissura posterior und sendet Fasern ins Zwischenhirn. Sämtliche Augenmuskelkerne sind durch die Fasersysteme des FLM verbunden (Abb. 17).

Es ist offensichtlich, daß das bisher geschilderte System nicht ausreichen kann, die Einflüsse sämtlicher Systeme des Zentralnervensystems auf die visuelle Zuwendung zu vermitteln. Es sind eine ganze Reihe weiterer Verbindungen notwendig.

Am meisten bearbeitet und am längsten bekannt sind die Verbindungen zwischen dem Vestibularapparat und dem System der konjugierten Augenbewegungen über den FLM. Die Anordnung der Bogengänge, deren Lage der Dreidimensionalität unseres Lebensraumes entspricht, ermöglicht durch Bewegungen der Endolymphe Informationen über sämtliche Lageänderungen über den N. vestibularis zu dessen Kernareal.

An der breitesten Stelle der Rautengrube, lateral, befindet sich das Kernareal des N. vestibularis, das im wesentlichen aus vier Kernen besteht. Für die Analyse der konjugierten Augenbewegungen ist der laterale Vestibulariskern nach DEITER am wichtigsten. Es handelt sich wahrscheinlich um einen Schaltkern mit koordinierenden Aufgaben. Seine Verbindungen enthalten efferente und afferente Fasern. Durch efferente Fasern tritt der Deitersche Kern über den Tractus vestibulospinalis (deiterospinalis) mit dem Rückenmark und über den FLM mit dem Nucleus ruber, den Kernen des N. accessorius (Kopfdreher), den Vorderhornzellen des zervikalen Anteiles des Rückenmarkes und sowohl homo- als auch kontralateral mit dem System der konjugierten Augenbewegungen in Verbindung. Die Kreuzung der Fasern für die kontralateralen Augenmuskelkerne erfolgt in der medianen Raphe in der Höhe der Abduzenskerne.

Zusätzlich bestehen Verbindungen zwischen den Kernarealen des N. vestibularis und jenen des N. cochleae, und auch der N. cochleae tritt mit dem FLM in Verbindung. Wesentlich ist, daß enge Beziehungen zwischen Vestibularsystem und dem Kleinhirn bestehen (Tractus vestibulocerebellaris), die efferent und afferent sind.

Durch diese Neuronen ist das System der konjugierten Augenbewegungen mit dem Rükkenmark, besonders im zervikalen Anteil (Kopfbewegungen, Halsstellreflexe), mit dem extrapyramidalen System (Nucleus ruber), dem die Bewegungen abstimmenden Kleinhirn und vor allem dem Gleichgewichtsapparat des Labyrinths verbunden.

Gerade die engen Beziehungen zwischen dem Vestibularapparat und dem System der konjugierten Augenbewegungen gaben Anlaß, diese synergisch funktionierenden Strukturen als *„optisch-vestibuläres System“* zu bezeichnen (R. JUNG). Rein funktionell kann man im Hirnstamm eine optisch-vestibuläre Schaltzentrale annehmen, allerdings darf man sich kein „Zentrum“ mit umschriebener Lokalisation vorstellen; gemeint ist damit vielmehr die Gesamtheit der Strukturen, welche für diese Funktion notwendig ist. Es handelt sich um einen Komplex von Neuronen vom Rauten- bis zum Zwischenhirn, der für die Integration von Wahrnehmungen und Handlungen gebraucht wird.

Die Funktionsweise und -notwendigkeit ist leicht erkennbar. Der Mensch ist ein Lebewesen, das sich frei bewegen kann und seine Bewegungen mit dem Gesichtssinn kontrolliert. Die Voraussetzung ist, daß das Bild der Retinae unabhängig von der Haltung und Bewegung konstant und aufrecht bleibt. Ohne die optisch-vestibuläre Schaltzentrale müßte das Bild der Retinae bei Neigung des Kopfes schief gesehen werden. Jede Lageänderung führt jedoch in einem oder mehreren Bogengängen zu einer Strömung der Endolymphe, welche über den N. vestibularis, die Vestibulariskerne und die Verbindung zum System der konjugierten Augenbewegungen über den FLM eine Anpassung ermöglicht.

Die Funktionsweise dieses Systems kann man sich am einfachsten an folgendem Beispiel vorstellen: Die Augen sind auf einen Gegenstand gerichtet, der beobachtet werden soll. Wird nun der Kopf nach einer Seite gedreht, müssen die Augen nach der Gegenseite abweichen, um den Gegenstand im Blickfeld fixieren zu können. Wird die Drehung fortgesetzt, wird die weitere Fixation des Gegenstandes nicht mehr möglich sein. Die Augen werden nun rasch in die Drehrichtung des Kopfes abweichen und einen neuen Fixationspunkt suchen. Die Kopfdrehung muß auf die horizontalen Bogengänge wirksam werden. Die Impulse durch die Endolymphströmung werden über die vestibulären Verbindungen zu den Neuronen für die Halsmuskulatur, den N. accessorius und die Augenmuskelkerne koordinierte Augenbewegungen ermöglichen. Dieses Beispiel ist zugleich das einfachste Muster für den vestibulären Nystagmus, wobei die langsame Bewegung der Augen zum Festhalten des Gegenstandes der langsamen und das rasche Folgen der Augen der Drehbewegung des Kopfes der schnellen Komponente des Nystagmus entsprechen. Das gleiche Beispiel, lediglich bei ruhendem Kopf und bewegtem Bild, führt zu einem analogen Verhalten der Augen, dem optokinetischen Nystagmus.

Diese verbreitete Erklärung des vestibulären und optokinetischen Nystagmus gibt eine brauchbare Vorstellung. Tatsächlich dürften die Verhältnisse nicht ganz so einfach, sondern wesentlich komplexer sein. Wird ein optokinetischer Reiz vor ein unbewegliches Auge gebracht, kommt es zum optokinetischen Nystagmus des anderen Bulbus. Außer den Rezeptoren der Bogengänge und der Folgebewegung des Bulbus nach einem bewegten Bild sind weitere Möglichkeiten, Nystagmus durch äußere Einflüsse hervorzurufen, vorauszusetzen (J. Ohm, T. Pasik und Mitarbeiter).

Reize und Läsionen in ausgedehnten Gebieten nervöser Strukturen können zu Nystagmus führen, nicht nur im Bereiche des Gehirnes, auch Rückenmarksprozesse können über die zentripetalen Verbindungen des Rückenmarkes zum Hirnstamm und Kleinhirn einen Nystagmus verursachen. Ebenso können Reize des Sehnerven und Tractus opticus zu Nystagmus führen (J. Gutmann und Mitarbeiter). Selbst vom extrapyramidalen System aus läßt sich ein Nystagmus auslösen. Im Tierversuch (Katzen) wurde vom Caput nuclei caudati, aber auch von den Wänden der Seitenventrikel und des 3. Ventrikel, Vertikalnystagmus nach Reizen beobachtet (E. G. Szekely und Mitarbeiter). Die wesentlichen nystagmogenen Zonen befinden sich jedoch im Hirnstamm zwischen dem Vestibulargebiet und dem Zwischenhirn. Eine zentrale Nystagmusregulation, die Integration der vielfachen Einflüsse auf den Nystagmus, wird in der Gegend der Okulomotoriuskerne angenommen (P. Montandon u. Mitarb.).

So ermöglicht das optisch-vestibuläre System die Integration des Sehens mit der Bewegung im Lebensraum, wobei die Kleinhirnverbindungen für die Abstimmung der Bewegungsform und die Verbindungen zum extrapyramidalen System, z. T. zum Nucleus ruber, aber über den FLM auch zum Globus pallidus und die Substantia nigra die emotionelle Differenzierung der Augenbewegungen ermöglichen (H. Hoff).

Verbindungen des FLM nach rostral vom Nucleus interstitialis Cajal zu dienzephalen Strukturen garantieren die Integration vegetativer Einflüsse (Carpenter, H. Hoff).

Das bisher skizzierte System gibt einen kurz gefaßten Überblick über die Möglichkeiten menschlicher Anpassung bei der Bewegung im Lebensraum, allerdings nur für unwillkürliche Aktionen. Die bewußte Handlung setzt eine Einflußnahme des Großhirnes voraus. Die Verbindungen zum Großhirn sind teilweise unbekannt, vor allem die Verbindung der absteigenden kortikalen Bahnen in der retikulären Formation mit dem System der konjugierten Augenbewegungen ist experimentell und histologisch nur teilweise, funktionell jedoch absolut gesichert:

In der frontalen Hirnrinde ist ein „Augenzentrum", das *frontale Adversivfeld* im Bereiche der Area 8 nach Brodmann bekannt. Nach Versuchen bei Affen (Makaken) kommt vor allem das ventrale Unterfeld als kortikale Repräsentanz der Augenbewegungen in Betracht (J. M. Brucher). Die frontale Bahn verläuft durch den vorderen Schenkel der inneren Kapsel, kreuzt die Seite und erreicht über die Formatio reticularis das System der konjugierten Augenbewegungen. Die frontale Blickbahn ermöglicht die willkürlichen Blickbewegungen (Kommandobewegungen) und vermittelt mnestische Einflüsse (R. BRUN, H. HOFF). Bei Ausfällen dieses frontalen Areals kommt es zur Déviation conjuguée nach der Herdseite und zur Blicklähmung nach kontralateral. Die Déviation conjuguée kann vom Adversivfeld her auch als Fokalanfall auftreten. Experimentelle, einseitige Ausschaltung der Area 8 beim Affen verursacht neben den bekannten Blickstörungen gelegentlich auch eine Divergenzstellung der Augen. Bei beidseitiger Reizung der Area 8 der Makaken kommt es zu rein vertikalen Augenbewegungen. Dieselben Affenversuche zeigten, daß Faserverbindungen der Area 8 zu zahlreichen Hirnregionen, auch zu den oberen Vierhügel, den Nuclei Darkschewitsch, Cajal und Westphal-Edinger bestehen. Erwartungsgemäß fanden sich Verbindungen zur kontralateralen Formatio reticularis der Brücke, jedoch wurden keine Verbindungen zum Abduzenskern gefunden (J. M. BRUCHER).

Die zweite kortikale Verbindung zum System der konjugierten Augenbewegungen ist eine Bahn von der *Sehrinde* zur Formatio reticularis. Nicht die Area striata, sondern die kortikale Integrationsregion des Sehens, die Areae 18 und 19, liefert ein Fasersystem, das über den inneren Teil der Sehstrahlung (Stratum sagittale internum), der direkt dem Hinterhorn des Seitenventrikels anliegt, über den retrolentikulären Anteil der inneren Kapsel, gekreuzt das System der konjugierten Augenbewegungen erreicht.
Über die Areae 18 und 19 werden optische und wahrscheinlich auch taktile Einflüsse vermittelt. Auf diesem Wege wird die willkürliche optische Fixation ermöglicht, die etwa beim Lesen eine entscheidende Rolle spielt.

Eine dritte kortikale Bahn besteht in einer Verbindung zwischen dem *Temporallappen* und dem System der konjugierten Augenbewegungen. Diese Bahn ist in enger Verbindung mit der kortikalen Projektion des Vestibularapparates, deren Region nicht endgültig gesichert ist. Es kommt die zweite Temporalwindung in Frage (H. HOFF); es werden aber auch der hintere Anteil der ersten Temporalwindung und der Sulcus interparietalis angegeben (A. BIEMOND). Auch die Untersuchungen von W. GÖTZE und Mitarbeitern, welche eine Kombination einer Drehstuhluntersuchung mit EEG-Ableitung durchführten, sprechen für eine temporoparietale Repräsentanz des Vestibularsystems.
Jede Funktion hat eine kortikale Projektion und zusätzlich eine Integrationsregion, wie z. B. die kortikale Sehregion die Area 17 ist, die Areae 18 und 19 integrative Funktionen für das Sehen haben. So wird auch für den Vestibularapparat außer einer primären Projektion ein Areal angenommen, in dem die Integration mit bewußten Vorgängen ermöglicht wird. Als Integrationsregion kommt die Gegend des Gyrus angularis in Frage (B. H. SMITH). Eine enge Verbindung der kortikalen Hörregion in der Insel und der sensorischen Sprachregion im Temporallappen mit vestibulären Repräsentanzen ist naheliegend.
Funktionell handelt es sich am ehesten um willkürliche Korrekturen der Haltung und der Bewegungen im Raum, welche auf diesem Wege dem optisch-vestibulären Schaltsystem übermittelt werden. Es ist zu bedenken, daß die Störung des Systems von jeder zerebralen Region, welche Beziehungen zur Funktion hat, möglich ist. E. A. CARMICHEL und Mitarbeiter haben nachgewiesen, daß bei Läsionen im hinteren Temporallapen eine konstante Nystagmusbereitschaft zur Herdseite besteht, die beobachtet werden kann, wenn die Untersuchung mit offenen Augen und Fixation einer Lichtquelle durchgeführt wird.
Die temporale Verbindung zum System der konjugierten Augenbewegungen ist anatomisch zwar nicht gesichert, funktionell jedoch kaum anzuzweifeln.

Die gesamte Funktionsweise des Systems der konjugierten Augenbewegungen richtet sich nicht nach einzelnen Bahnen oder Kernen sondern nach Synergiekomplexen (O. BRUN). Die älteste Verhaltensform, an der konjugierte Augenbewegungen beteiligt sind, dürfte das Suchen und Aufnehmen der Nahrung sein. Die Augen und zugleich der Kopf werden gesenkt, um die Nahrung auf dem Boden auffinden zu können. Durch gleichzeitigen Einsatz des Geruchssinnes wird die Erfolgsaussicht verbessert. Für diese Synergie ist die Integration einer ganzen Reihe von Systemen Voraussetzung. Ohne Anspruch auf Vollständigkeit sollen die beteiligten Systeme angeführt werden:

Hunger (Zwischenhirn)
Augen abwärts richten (Musculi recti inferiores und z. T. Musculi recti mediales, N. III., M. obl. sup., N. IV)
M. orbicularis oculi entspannen (N. VII)
Kopf senken (Halsmuskulatur über FLM, Vestibularisapparat)
Schauen (Nn. optici)
Riechen (Nn. olfactorii)

Es wird angenommen, daß die Übermittlung dieser Einflüsse auf das System der konjugierten Augenbewegungen über einen Schaltkern, in diesem Falle den Nucleus Westphal-Edinger, erfolgt. Handlungen, welche mit Blickbewegungen nach oben verbunden sind, sollen über den Nucleus Darkschewitsch als Schaltkern erfolgen. Auch der Schutzreflex der Augen, der mit Augenschluß und Bewegung der Bulbi nach oben verbunden ist, soll über den Nucleus Darkschewitsch geschaltet werden. Als Schaltkern für die horizontalen Augenbewegungen wird ein Kern in der Brücke nahe dem Kern des N. abducens angenommen. Nach den Untersuchungen von M. B. Carpenter und Mitarb. ist die Existenz des pontinen Blickzentrums zumindest für den Rhesusaffen sehr in Frage gestellt. Die experimentelle Ausschaltung eines Abduzenskernes führte zu einer Deviation der Augen nach kontralateral und einer Blicklähmung zur Seite der Läsion. Histologisch zeigte sich, daß beide Abduzenskerne über die mediane Raphe verbunden sind und es waren Fasern in beiden FLM degeneriert. Es wurden Degenerationen in Teilen des großzelligen Okulomotoriuskernes jedoch auch im Nucleus Darkschewitsch und Cajal festgestellt. Es ergibt sich keine genügende Notwendigkeit für die Annahme eines pontinen Schaltkernes. Die Nuclei Darkschewitsch, Cajal und Westphal-Edinger könnten die gesamte Impulsübermittlung zugeordneter Systeme, abgesehen vom vestibulären System, das über den Deiterschen Kern die Verbindung zum FLM herstellt, übernehmen.

Die Annahme eines pontinen Blickzentrums beruht auf der klinischen Erfahrung, daß Herde dieser Region, wie schon erwähnt, eine homolaterale Blicklähmung zur Folge haben. G. Gosztonyi hatte Gelegenheit, bei einem Patienten eine Blicklähmung zu be-

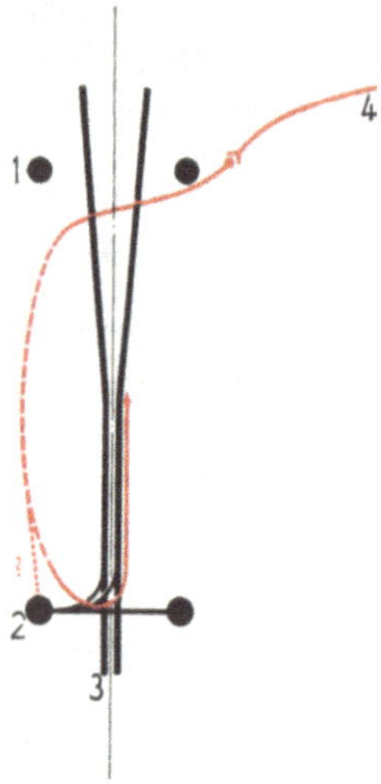

Abb. 18: Schematische Darstellung der supranukleären Bahn für den Horizontalblick.

1. Nuclei nervi trochleares
2. Nuclei nervi abducentes
3. Fasciculus longitudinalis medialis

Rot: Blickbahn (zur Übersichtlichkeit nur einseitig dargestellt). Umschaltung in der Formatio reticularis des Mittelhirnes. Kreuzung hinter den Trochleariskernen.
Strichliert: Anzunehmender weiterer Verlauf nach kaudal. Kreuzung knapp vor den Abducenskernen. Die supranukleäre Bahn für den M. rectus medialis schließt sich im Verlauf nach rostral dem FLM an.
Punktiert (mit Fragezeichen): Vermutliche Verbindung der Blickbahn zum Abduzenskern (siehe S. 84).

obachten. Nach dem Ableben des Kranken konnte eine histologische Untersuchung vorgenommen werden. Neben anderen Regionen war ein FLM betroffen und gemeinsam mit einer Reihe ähnlicher von anderen Autoren publizierter Fälle wurde eine sehr präzise Analyse der supranukleären Bahn für den *Horizontalblick* vorgenommen. Es ergibt sich, daß die vom Großhirn absteigende Blickbahn das homolaterale Mittelhirn erreicht, hier umgeschaltet wird und knapp hinter den Trochleariskernen die Seite kreuzt. Dann verläuft die absteigende Blickbahn außerhalb des FLM, jedoch mit nicht bekannter Lokalisation, nach kaudal. Die Fasern für den M. rectus medialis kreuzen ein zweites Mal die Seite und schließen sich als aufsteigende Bahn dem FLM an.

Nach diesem Verlauf (Abb. 18) ist es verständlich, daß Großhirn- und Mittelhirnherde zu einer kontralateralen, Herde in der Gegend des Kernes des N. abducens und in der Brücke zu einer homolateralen Blickparese führen. Die Unterbrechung eines FLM vor dem Abduzenskern führt aber zu einer Lähmung des gleichseitigen M. rectus medialis. Die ältere Auffassung, daß die supranukleäre Blickbahn sowohl ab- als auch aufsteigend im FLM verläuft, widersprach der klinischen Erfahrung. In diesem Falle würden die absteigenden einmal gekreuzten ebenso wie die aufsteigenden schon zweimal gekreuzten Fasern der kontralateralen Seite im selben FLM verlaufen. Es müßte die Unterbrechung eines FLM zur Lähmung beider Mm. recti mediales führen. Tatsächlich trifft dies in diesem Bereiche nicht zu. Die Annahme der Kreuzung der Blickbahn in der Ebene hinter den Trochleariskernen steht in Übereinstimmung mit der klinischen Erfahrung, daß orale Brückentumoren zu einer beidseitigen Störung der horizontalen Blickbewegung führen können, es wird die Kreuzungsstelle, damit sowohl die rechte als auch linke supranukleäre Blickbahn, getroffen.

Die supranukleäre Bahn für die horizontale Blickbewegung mag kompliziert wirken und trotzdem ist ein derartiger Verlauf einschließlich der zweimaligen Kreuzung notwendig. Es ist zu bedenken, daß für die kortikale Blickbahn zwei Voraussetzungen bestehen:

1. Sie muß auf den Lateralblick des einen Auges (N. abducens) und zugleich auf den Medialblick des zweiten Auges wirken (kontralateraler N. oculomotorius).
2. Sie muß möglichst weit hinten auf das optisch-vestibuläre Schaltsystem des Hirnstammes einwirken, weil die Afferenzen der zugeschalteten Systeme (Rückenmark, Kleinhirn usw.) wirksam sein müssen.

Wenn diese Bedingungen erfüllt werden sollen, ergeben sich jedenfalls zwei Kreuzungen, wenn der Bauplan der kontralateralen Innervation vom Großhirn aus eingehalten werden soll.

Es gibt auch andere Auffassungen über den Verlauf der supranukleären Bahn für den Horizontalblick. M. B. Bender und Mitarbeiter kamen auf Grund von Tierversuchen zur Auffassung, daß diese Bahn in der Höhe der Okulomotoriuskerne kreuzt. Da der Trochleariskern an den Kernkomplex des dritten Hirnnerven kaudal unmittelbar angrenzt, die räumlichen Verhältnisse auf ein relativ sehr kleines Areal begrenzt sind und die Bahnkreuzung nur funktionell, nicht aber anatomisch gesichert ist, muß in dieser Verschiedenheit der Angaben kein Widerspruch gesehen werden.

Nach klinischer Erfahrung, auf die wir später eingehen, ist anzunehmen, daß die Läsion der Kreuzung der supranukleären Blickbahn hinter den Trochleariskernen nicht die einzige Möglichkeit einer beidseitigen horizontalen Blicklähmung ist. Werden die Ergebnisse der Untersuchungen von M. B. Carpenter an Rhesusaffen hinzugenommen, so ergibt sich eine weitere Möglichkeit. Es hat sich gezeigt, daß beide Abduzenskerne miteinander und zugleich mit dem homo- und kontralateralen FLM verbunden sind. Diese Verbindungen wurden einseitig auf Abbildung 17 eingezeichnet. Die Skizze zeigt, daß eine mediane Läsion in der Höhe der Abduzenskerne zu einer Blicklähmung nach

beiden Seiten führen muß. In einer Versuchsreihe wurde an dieser Stelle eine Läsion gesetzt und es hat sich der nach dieser Annahme erwartete Effekt tatsächlich eingestellt.
Die Versuche an Rhesusaffen haben eine weitere Übereinstimmung mit der Analyse von GOSZTONYI ergeben. Nach dem Bahnverlauf, wie er aus Abbildung 18 hervorgeht, dürfte ein Ausfall des FLM vor den Abduzenskernen keine Blickparese verursachen. Die Unterbrechung des FLM in der Höhe des Trochleariskernes bei Rhesusaffen ergab keine Blickparese und auch keine homolaterale Störung der Adduktion des Auges, da die supranukleären Fasern für diesen Muskel in dieser Höhe nicht mehr im FLM verlaufen, sich vielmehr schon dem lateralen Okulomotoriuskern zuwenden.
Bei traumatischen Prozessen ist die beidseitige Blicklähmung durch eine Läsion in der Höhe der Trochleariskerne weniger bedrohlich als im Niveau der Abduzenskerne. In der Medulla oblongata befinden sich die Steuerungssysteme für den Kreislauf und die Atmung. Daher sind Läsionen dieser Region ernster zu werten. Wenn auch mit einer gewissen Unsicherheit, die bei rein klinischen Befunden kaum vermeidlich ist, lassen sich das vordere und hintere ophthalmoplegische Syndrom doch voneinander unterscheiden.

Die Bahn für den *Blick in der Vertikalebene* ist nicht bekannt. Aus klinischer Erfahrung ergibt sich jedoch, daß sie von der Bahn für die horizontalen Blickbewegungen getrennt verlaufen muß. Gesichert ist, daß Läsionen im Bereiche der vorderen Vierhügel zu einer Blickparese nach oben und später eventuell auch nach unten führen. Verbindungen der Sehbahn zu den vorderen Vierhügel sind bekannt und es bestehen Neurone, welche von den vorderen Vierhügel zum Darkschewitschschen Kern führen, der der Schaltkern der Vertikalbewegungen der Augen ist. Ferner ist eine doppelläufige Verbindung zwischen den vorderen Vierhügeln und dem Okzipitallappen bekannt. Einen gewissen weiteren Hinweis auf den Verlauf der supranukleären Bahn für Vertikalbewegungen gibt die Beobachtung, daß nach stereotaktischen Operationen zur Unterbrechung des spinothalamischen Bündels gelegentlich Blicklähmungen nach oben auftreten, wenn die Commissura posterior in ihrem vorderen Anteil getroffen wird (G. MAZARS und Mitarb.). Bei Läsionen an verschiedenen Stellen von Strukturen, die mit Augenbewegungen in Beziehung stehen, kommen vertikale Blickstörungen oder vertikaler Nystagmus zur Beobachtung. Diese Berichte sind zur Orientierung über den Bahnverlauf wenig verwertbar, da es sich meist um vorübergehende Störungen des Gesamtsystems handeln dürfte und weniger um Lokalsymptome.
F. DUENSING hat auf neurophysiologischer und auch anatomischer Grundlage den Einfluß des Labyrinthes auf das System der konjugierten Augenbewegungen physikalisch analysiert. Nur ein kleiner Teil der Ergebnisse dieser Analyse soll hier andeutungsweise besprochen werden. Es ist davon auszugehen, daß der Bewegungsablauf der Augen sehr kompliziert ist, da die meisten Augenmuskeln verschiedenartig wirken, wenn ihr Einsatz nicht von der Mittelstellung der Augen aus erfolgt. Zusätzlich entspricht die Stellung der Bogengänge nicht exakt den drei Ebenen des Raumes, sie stehen etwas schräg. Es ergibt sich eine der Realität angepaßte Funktionsweise des optisch-vestibulären Systems dadurch, daß einem Rezeptor eines Bogenganges nicht ein Neuron des Vestibularkernes zugeordnet werden kann, sondern daß eine Konvergenz von zwei Bogengängen auf ein Neuron des Vestibularkernes erfolgt. In einer extrem vereinfachten Skizze, (Abb. 19 und 20), wurde versucht, die Verhältnisse zu veranschaulichen. Die konvergierenden Impulse werden im Vestibulariskern „verrechnet", wodurch der resultierende Wert dem tatsächlich auslösenden Vorgang (z. B. Kopfbewegung) entsprechen kann; die Augen können von jeder Ausgangsstelle aus einer neuen Situation angepaßt werden. Diese Funktion ist identisch mit der in der Elektronik bekannten vermaschten Mehrfachregelanlage. Von den Vestibulariskernen werden die verrechneten Impulse zur kontralateralen Formatio reti-

cularis weitergeleitet, wo neuerlich eine Verrechnung mit eintreffenden Impulsen stattfinden kann. Das dritte Neuron verbindet die Formatio reticularis mit den Kernen der Augenmuskelnerven. Das vierte und letzte Neuron ist das periphere. Die Schaltung über vier Neurone ergibt drei Umschaltstellen oder, physikalisch ausgedrückt, additive Mischstufen, in denen eintreffende Impulse verrechnet werden können (Abb. 20). Zusätzlich ist ein zweites System vorhanden, das mit drei Neuronen funktioniert, deren mittleres über den FLM verläuft (J. SZENTAGOTHAI). Beide Systeme gemeinsam ermöglichen eine Funktion auf verschiedenen Wegen je nach der eben gegebenen Erregungskonstellation.

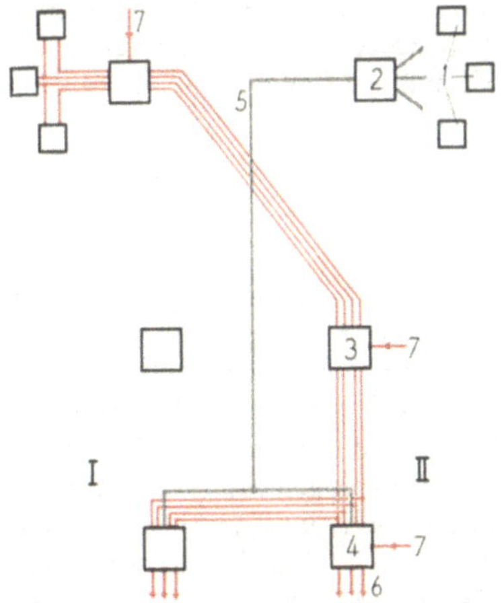

Abb. 19: Vereinfachte schematische Darstellung des 3-Neuronensystems (J. SZENTAGOTHAI) und des 4-Neuronensystems (DUENSING). Links (I) wurde das 4-Neuronensystem und rechts (II) das 3-Neuronensystem skizziert.

1. Bogengänge
2. Vestibulariskerne
3. additive Mischstufe der Formatio reticularis
4. Kerne der Augenmuskelnerven
5. vestibuläres Neuron, das sich dem FLM anschließt
6. Augenmuskelnerven (Nn. III, IV und VI).
7. Eingänge der zugeordneten Systeme in die additiven Mischstufen (Kleinhirn, Rückenmark, extrapyramidales System, Cortex usw.).

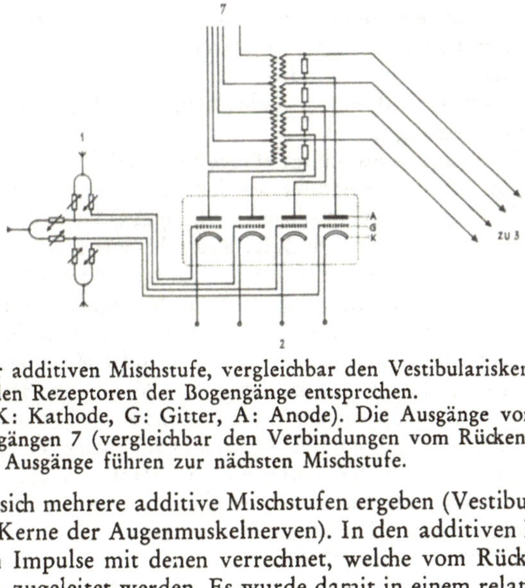

Abb. 20: Skizze einer additiven Mischstufe, vergleichbar den Vestibulariskernen.
1. Eingänge, welche den Rezeptoren der Bogengänge entsprechen.
2. Elektronenröhre (K: Kathode, G: Gitter, A: Anode). Die Ausgänge von der Anode werden induktiv zu den Eingängen 7 (vergleichbar den Verbindungen vom Rückenmark, dem Kleinhirn usw.) geschaltet. Die Ausgänge führen zur nächsten Mischstufe.

Wesentlich ist, daß sich mehrere additive Mischstufen ergeben (Vestibulariskern, Formatio reticularis und die Kerne der Augenmuskelnerven). In den additiven Mischstufen werden die weitergeleiteten Impulse mit denen verrechnet, welche vom Rückenmark, Kleinhirn, dem Großhirn usw. zugeleitet werden. Es wurde damit in einem relativ einfachen Muster das Zusammenwirken verschiedener Instanzen veranschaulicht.
Ebenso wird die scheinbar komplizierte Einbindung der kortikalen Blickbahn in eine möglichst kaudale additive Mischstufe verständlich. Da die kortikale Blickbahn im Mittelhirn umgeschaltet wird, käme sogar eine zweimalige Verbindung zum optisch-vestibu-

lären Schaltsystem in Frage, und zwar sowohl zum System mit drei Neuronen über den FLM als auch zu jenem mit vier Neuronen über die Formatio reticularis.
Auch im übrigen Zentralnervensystem ist ein gleichartiges Funktionsprinzip anzunehmen, nur werden die Verhältnisse so kompliziert, daß eine konkrete physikalische Analyse nicht mehr möglich ist. Das elektronische vermaschte Mehrfachregelprinzip erleichtert das Verständnis eines wesentlichen Teiles zerebraler Funktionen und deren Störungen. Der Einfluß mehrerer Instanzen auf eine Funktion, wobei je nach Ausgangssituation verschiedene Tendenzen zum Durchbruch kommen können, ist auch im vermaschten Mehrfachregelsystem verwirklicht. Duensings Analyse läßt es viel besser verstehen, daß einerseits durchaus konkrete Bahnen mit definierten Aufgaben vorhanden sind, andererseits Störungen (Reize, Läsionen) an verschiedensten Stellen des Systems gleichartige und unerwartete Wirkungen haben können.

Bewegungsstörungen der Augen

Vorwiegend andeutungsweise wurde versucht, das System, das die freie Bewegung im Lebensraum unter Kontrolle des Sehens ermöglicht, zu umreißen. Es ergibt sich ein kompliziertes Netzwerk von neuronalen Verbindungen, das bei der klinischen Arbeit vorerst als eine Einheit angesehen werden muß. Ein Ausfallssymptom sagt selten etwas über die Stelle und das Maß der Verletzung aus. Erst aus der Kombination einer Mehrzahl von Symptomen gemeinsam mit der Dynamik des Verlaufes sind am Krankenbett vorsichtige anatomische und damit auch prognostische Schlußfolgerungen möglich. Ein horizontaler Nystagmus z. B. kann angeboren sein oder er kann einer Läsion des Labyrinthes, der Vestibulariskerne, des FLM, der Formatio reticularis, aber auch des Stirn- oder Temporalhirnes und noch vielen anderen möglichen Läsionsstellen entsprechen. Handelt es sich aber um einen richtungsbestimmten Rucknystagmus, haben wir einen kontralateral der Nystagmusrichtung befindlichen Pyramidenbruch festgestellt und verschwindet der Nystagmus in Kürze wieder, ist es schon sehr wahrscheinlich, daß es sich um einen Nystagmus durch eine Labyrinthverletzung gehandelt hat.
Bei bewußtlosen und schwer bewußtseinsgestörten Hirnverletzten kann eine Vielzahl von Bewegungsstörungen der Bulbi beobachtet werden, wobei selbst innerhalb einer Untersuchung ein starker Wechsel der Symptomatik vorkommen kann. Es kann sein, daß eine Déviation conjuguée in ein Pendeln der Bulbi übergeht und dann wieder für kurze Zeit keine Spontanbewegungen der Augäpfel auftreten. Innerhalb eines Tages kann beim selben Patienten die Mehrzahl der bekannten Symptome an Bewegungsstörungen der Bulbi vorkommen. Relativ häufig kann beobachtet werden, daß der Lichteinfall für das Auftreten der Spontanbewegungen provozierend wirkt. Verschwindet ein Symptom, bevor man es ausreichend analysiert hat, schließt man am besten die Augen des Patienten, wartet kurze Zeit zu, und beim neuerlichen Öffnen der Lider kommt es meist wieder zur Ansicht.
Nie gelang es, ernste Bewegungsanomalien der Bulbi bei banalen Verletzungen, Kopfprellungen oder eindeutigen Gehirnerschütterungen zu beobachten. Wohl kann vorübergehend ein flüchtiger Endstellungsnystagmus, dessen rasche Phase in die jeweilige Blickrichtung der Augen schlägt, beobachtet werden. Dieser Nystagmus entspricht einer vorübergehenden Funktionsstörung des optisch-vestibulären Systems, welcher das Schwindelgefühl dieser Patienten zugeordnet werden kann, jedoch kommt diesem Nystagmus keine diagnostische oder prognostische Wertigkeit zu. Bewegungsstörungen der Bulbi mit Bedeutung auf weitere Sicht sind nur bei zerebralen Läsionen schwerer Art zu erwarten.
Beim bewußtlosen Schädelhirnverletzten gibt es keinen normalen Bewegungsbefund der Bulbi, gerade hier ist der unauffälligste Zustand, bei dem sich die Augen in Mittelstellung

befinden und keine Spontanbewegungen zur Beobachtung kommen, am ernstesten zu werten.
Es ist zu bedenken, daß das optisch-vestibuläre Schaltsystem einen Teil der Strukturen der Formatio reticularis darstellt. So wie die ganze Formatio reticularis hat auch dieses System einen Eigentonus, das heißt, unabhängig von reflektorischer und willkürlicher Aktivität ist ein das Gleichgewicht erhaltendes Niveau der Neuronenerregung dauernd vorhanden. Solange irgend ein Teil des Untersuchungsresultates auf eine vorhandene Neuronenaktivität schließen läßt, ist der Zustand des Patienten günstiger zu beurteilen, als beim Fehlen jeder Aktivität. So sind langsame Deviationen in der Horizontalebene, ein bei frischen Hirnverletzten prognostisch eher ungünstiges Symptom, immer noch günstiger als das ophthalmoplegische Syndrom, das auf das weitgehende Fehlen des Eigentonus und damit der Unmöglichkeit der entsprechenden Weiterleitung efferenter Impulse beruhen könnte.

Ein wesentlicher Teil der Fälle von Teillähmungen des N. oculomotorius dürfte unvollständigen *ophthalmoplegischen Syndromen* entsprechen, also nicht Läsionen des Nerven, sondern der supranukleären Bahnen. Ist allerdings der Prozeß nicht progredient und kommt es vor Ausbildung einer Ophthalmoplegia totalis zur Besserung des Zustandes, besteht auf Grund des klinischen Verlaufes keine Möglichkeit einer Differenzierung. Wenn aber eine Teillähmung des dritten Hirnnerven, wie dies gar nicht selten der Fall ist, in ein ophthalmoplegisches Syndrom übergeht, so kann angenommen werden, daß der ganze Verlauf einer supranukleären Läsion entspricht.
Wie ausgeführt wurde, ist am häufigsten der M. rectus internus betroffen. Es ist auch oft genug zu sehen, daß auf der einen Seite eine Ophthalmoplegia totalis und auf der anderen Seite ein Abweichen des Bulbus nach lateral, also ein Überwiegen des M. rectus lateralis über den M. rectus medialis besteht. Auch bei diesen Patienten ist die Rückbildung oder der Übergang in ein ophthalmoplegisches Syndrom möglich.
Die Bewegungsunfähigkeit eines Auges mit absoluter reflektorischer Starre der Pupille wird Ophthalmoplegia totalis oder auch Zykloplegie bezeichnet. Mit Absicht wurde von diesen vorhandenen Nomenklaturen abgegangen, weil beim Verlauf der Hirnverletzungen die beidseitige Ophthalmoplegia totalis kombiniert mit mittelweiten lichtstarren Pupillen und Bewußtlosigkeit maßgeblich ist, also nicht allein die Bewegungsunfähigkeit der Bulbi, sondern die Kombination der Symptomatik.
Wenn auf der Skizze Abbildung 18 nachgesehen wird, an welchen Stellen des optisch-vestibulären Schaltsystems eine Läsion zur Bewegungsunfähigkeit der Bulbi führen kann, so fällt auf, daß in der Mitte zwischen den Abduzenskernen die supranukleäre Bahn für den horizontalen Blick kreuzt. Eine Läsion dieser Höhe müßte zu einer beidseitigen Blicklähmung führen, während die Vertikalbewegungen erhalten bleiben könnten. Die Versuche von M. B. Carpenter am Rhesusaffen haben gezeigt, daß eine Läsion des FLM beiderseits in dieser Höhe (der FLM liegt in dieser Höhe knapp an der Medianebene) zu einer beidseitigen horizontalen Blicklähmung führt. Tatsächlich sind bei den Verletzten jedoch auch keine Vertikalbewegungen der Bulbi zu beobachten. Es ist daran zu erinnern, daß der Horizontalblick bei Bewegungen im menschlichen Lebensraum weitaus im Vordergrund steht. Dieser Umstand erklärt es, daß fast alle Bewegungsanomalien der Bulbi bei bewußtlosen Verletzten die Horizontalbewegungen der Augäpfel betreffen und Anomalien der Vertikalbewegungen eine Seltenheit sind. Es ist nicht erstaunlich, daß bei den schwersten Zustandsbildern Vertikalbewegungen kaum auftreten.
Eine zweite Möglichkeit einer beidseitigen horizontalen Blicklähmung besteht in einer Läsion knapp unter den Trochleariskernen (Abb. 18), wo die supranukleäre Blickbahn ihre erste Kreuzung hat. Soweit eine klinische Trennung dieser zwei Lokalisationen mög-

lich ist, könnte man von einem *vorderen* oder mesenzephalen und einem *hinteren* oder pontinen ophthalmoplegischen Syndrom sprechen. In beiden Fällen pflegt durch die Tiefe der Bewußtlosigkeit der Kornealreflex zu fehlen; dadurch ergibt sich keine Möglichkeit der Differentialdiagnose. Es fällt auf, daß bei günstigerem Verlauf (meist unvollständig ausgeprägtes ophthalmoplegisches Syndrom) bei Patienten, die überleben, nur dann zugleich eine Fazialisparese besteht, wenn diese von Anfang an vorhanden war. Tritt aber zugleich mit dem ophthalmoplegischen Syndrom ein nicht immer symmetrischer Lagophthalmus auf, kann man die Prognose als besonders ungünstig ansehen (Abb. 10 und 11). Die Kerne des N. facialis befinden sich in der Höhe der Abduzenskerne und man darf annehmen, daß es sich zumindest bei jenen Verletzten, bei denen auch ein Lagophthalmus auftritt, um ein pontines ophthalmoplegisches Syndrom handelt. In derselben Höhe befinden sich jedoch auch die retikulären Steuerungssysteme für die Atmung und den Kreislauf; die ungünstige Prognose wird dadurch verständlich.
Das ophthalmoplegische Syndrom ist jedenfalls ein äußerst ernstes und bedrohliches Zeichen; kommt ein Lagophthalmus dazu, muß mit einem pontinen Herd und besonders ungünstiger Prognose gerechnet werden.
Blickparesen oder -lähmungen sind sehr oft eine Teilerscheinung der Ophthalmoplegien. Allerdings können sie ausnahmsweise auch bei frontalen Kontusionen kortikaler Genese auftreten. Diese werden später bei der Großhirnsymptomatik berücksichtigt.
Etwas schwieriger zu analysieren sind die selteneren Fälle, bei denen auf der einen Seite eine Teillähmung des N. oculomotorius und meist etwas später eine Abduzenslähmung der anderen Seite auftritt (S. 44). Es hat sich bisher stets um Verletzungen gehandelt, die überlebt wurden. Die Lähmungserscheinungen des dritten Hirnnerven pflegen sich rascher als die des sechsten zurückzubilden. Es dürfte nicht sicher entscheidbar sein, ob es sich um „Spätlähmungen" der peripheren Nerven oder vielleicht supranukleäre Blickstörungen handelt. Letztere Möglichkeit ist deshalb zu erwägen, weil auf der Seite der Okulomotoriusläsion fast immer nur der M. rectus medialis betroffen wird. Eine kortikale Blickstörung kommt für diesen Verlauf nicht in Frage, denn bei Läsionen der Area 8 werden beide Augen stets gleichzeitig betroffen und die Rückbildung geht ebenfalls symmetrisch vor sich. Lediglich im Bereiche der supranukleären Blickbahn nach der Umschaltung im Mittelhirn und nach der Kreuzung der Seite im absteigenden Teil (Abb. 18) wäre eine derartige Läsion denkbar, aber nur deshalb, weil dieser Teil der Bahn nicht genau bekannt ist und es möglich wäre, daß in diesem Bereiche die Fasern für den M. rectus lateralis und den M. rectus medialis der anderen Seite nicht gemeinsam verlaufen. Wahrscheinlicher ist, daß es sich bei solchen Befunden um echte Spätlähmungen handelt. Das ungleichzeitige Auftreten und die zeitlich oft weit auseinanderliegende Rückbildung der Ausfälle im Bereiche des N. oculomotorius und des N. abducens sprechen viel eher für eine periphere Läsion. Sowohl nach der Erfahrung über den günstigen Verlauf dieser Fälle als auch nach der anzunehmenden peripheren Genese können diese Zustandsbilder zu den prognostisch günstigen gezählt werden. Es ist jedoch daran zu denken, daß die Untersuchung während eines längeren Zeitraumes eine Blicklähmung nach einer Seite ergibt und die Trennung von den echten Blicklähmungen nur dann möglich ist, wenn der zeitliche Ablauf der Entstehung in Erfahrung zu bringen ist (exakte, vollständig geführte Krankengeschichte).

Sehr verwandt dem ophthalmoplegischen Syndrom ist die *Ophthalmoplegia internuclearis.* In der Neurologie ist diese Störung der konjugierten Augenbewegungen sehr selten und hat keine große Bedeutung. Bei Schädelhirnverletzten kann die Ophthalmoplegia internuclearis relativ häufig beobachtet werden, allerdings nie als ein durch längere Zeit anhaltendes Krankheitsbild, sondern stets als eine vorübergehende Störung.

In der Literatur wird eine Ophthalmoplegia internuclearis (abgekürzt: O. i.) anterior und posterior unterschieden: Bei der O. i. anterior kann beim Horizontalblick das Auge, welches nach medial bewegt werden sollte, nicht adduziert und bei der O. i. posterior kann jenes Auge, das nach lateral blicken sollte, nicht abduziert werden.
Beim Blick nach lateral, z. B. nach rechts, kann bei der O. i. anterior das rechte Auge nach lateral, nicht aber das linke Auge nach medial blicken; bei der O. i. posterior jedoch kann das rechte Auge nicht nach lateral, wohl aber kann das linke nach medial schauen. Diese Blickstörung kommt einseitig und auch beidseitig vor. Ursächlich handelt es sich meist um multiple Sklerosen, Tumoren der hinteren Schädelgrube, Ponstumoren usw. Pathogenetisch wird eine einseitige Läsion des FLM im vorderen Anteil der Brücke oder im kaudalen Mittelhirn angegeben (R. Hassler).
M. B. Carpenter und Mitarb. haben eine Versuchsreihe an Rhesusaffen durchgeführt und kommen zu dem Schluß, daß die O. i. anterior und posterior Variationen desselben Syndromes sind. Beide Formen seien Folgen von Läsionen nahe dem Kern des N. abducens mit Unterbrechung der sekundären vestibulären Bahn im FLM, welche zu den Kernen der Augenmuskeln zieht. Nach den Skizzen Abbildungen 17 und 18, in denen Ergebnisse der Untersuchungen von G. Gostzonyi und M. B. Carpenter berücksichtigt wurden, ist ersichtlich, daß zumindest für einen Teil der Fälle diese Analyse zutreffend sein kann. Allerdings müßte eine ganz analoge Symptomatik durch einen Herd in der Höhe der Kreuzung der supranukleären Bahn für den horizontalen Blick hinter den Trochleariskernen auftreten, und dieser wäre, wie von R. Hassler angegeben, im vorderen Pons bzw. im kaudalen Mittelhirn. Es ist zu vermuten, daß beides vorkommt.
In der Literatur sind Berichte über traumatisch entstandene O. i. kaum zu finden (nach R. Hassler: ein Fall von Bielschowsky, 1902). Diese große Seltenheit trifft sicher zu, wenn die O. i. als ein zumindest durch einige Zeit bestehendes Syndrom gemeint ist. Als Durchgangsstörung stellt die O. i. jedoch keine besondere Seltenheit dar: Man beobachtet sie bei jenen Verletzten, bei denen ein meist unvollständiges ophthalmoplegisches Syndrom besteht, bei Patienten mit leichteren Zustandsbildern, die überleben. Die Rückbildung erfolgt öfter über eine O. i., die allerdings stets nur sehr kurze Zeit besteht. Wird eine O. i. beobachtet, ist sie fast immer bei der nächsten Untersuchung nicht mehr vorhanden. Einmal gelang es, eine voll ausgebildete O. i. anterior, die bei einer Untersuchung nachmittag erhoben wurde, am folgenden Vormittag zu filmen. Die zuletzt beobachtete O. i. anterior (Patient von Abb. 4), es handelte sich um eine seltene Rückbildung eines voll ausgebildeten ophthalmoplegischen Syndroms, bestand sehr kurze Zeit. Zwei Tage nach dem Auftreten der O. i. war sie nur mehr andeutungsweise vorhanden.
Bei Schädelhirnverletzten kommt die O. i. also nur bei günstigen Verläufen zur Beobachtung und, da man annehmen kann, daß das vordere ophthalmoplegische Syndrom durch einen Herd in der Übergangsregion vom Pons zum Mittelhirn entsteht, dürfte bei den vorübergehenden, traumatisch entstandenen Fällen ebenso diese Lokalisation anzunehmen sein.
Eine wesentliche Bedeutung kommt der traumatisch entstandenen O. i. nicht zu, denn zugleich mit dem Auftreten der O. i. pflegt sich die Bewußtseinslage zu bessern, so daß der günstige Verlauf offensichtlich ist (Abb. 21 a-c und 22 a-c).

Ein sehr häufiges Symptom bei schweren Schädelhirnverletzten sind die *Deviationen der Bulbi* (Bulbuswandern, „Pendeln"). Sie gelten als ungünstiges Zeichen. Fast immer handelt es sich um konjugierte Deviationen in der Horizontalebene, nur ausnahmsweise kommen andere Formen zur Beobachtung. Das rhythmische Abweichen der Bulbi erfolgt nach rechts und links mit gleicher Geschwindigkeit; registriert, ergibt sich etwa eine Sinuskurve (Abb. 23). Die Frequenz pflegt mehr als 1/Sec. für eine Horizontalbewegung zu betragen.

Die Ursache der langsamen Deviationen ist nicht endgültig bekannt, obwohl naheliegende Erklärungen vorhanden sind. R. JUNG gibt als Pathogenese einen geringen Erregungszustand des optisch-vestibulären Systems an. Wenn ein Bogengangsreiz nur nahe an den Schwellwert für einen Effekt herankommt, treten statt eines Nystagmus langsame Deviationen auf. Ganz ähnlich ist die Analyse von H. HOFF. Eine herabgesetzte Erregung führt dazu, daß schließlich Signale von den Muskeln selbst aufsteigen. Wir kennen ein

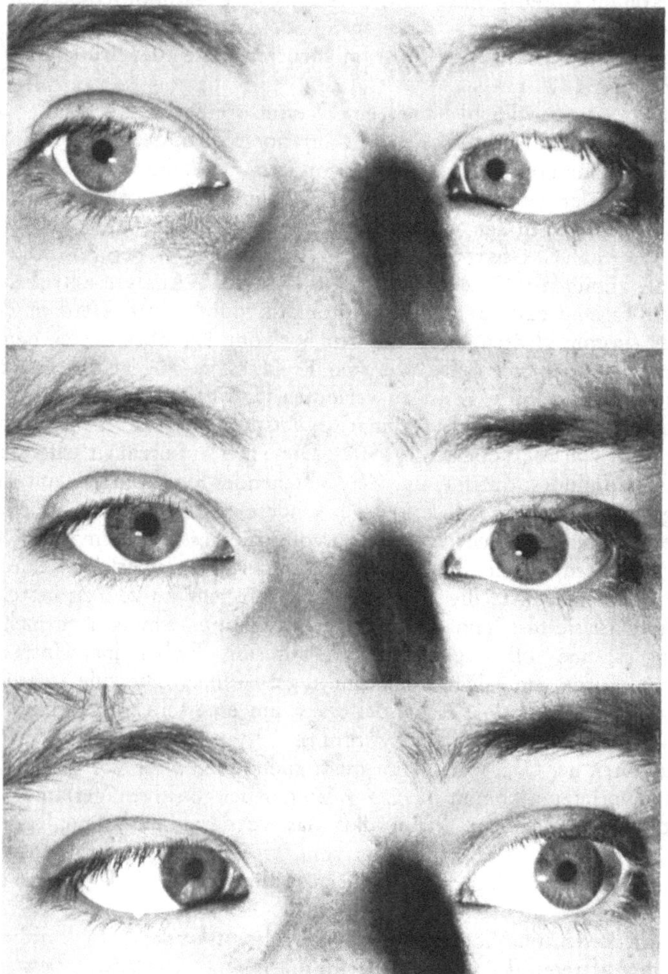

a

b

c

Abb. 21a-c: Unvollständige Ophthalmoplegia internuclearis posterior (wesentlich seltener als die anterior). Beim Blick nach links kommt der linke Augapfel und beim Blick nach rechts der rechte Bulbus nicht in Endstellung. In Mittelstellung der Bulbi weicht der rechte Augapfel um etwa 10 Grad nach medial ab. Die Bewegungsstörung der Augen trat am 9. Tag nach einer Schädelhirnverletzung durch einen Verkehrsunfall auf. Die internukleäre Ophthalmoplegie blieb in diesem Falle ungewöhnlich lange bestehen (3 Wochen). Im EEG bestanden stärkere Allgemeinveränderungen und der Augenarzt erhob Stauungspapillen.

Pendelphänomen ganz unabhängig vom System der konjugierten Augenbewegungen. Beim sitzenden Patienten pendeln die Beine durch längere Zeit als normal, wenn der Muskeltonus durch eine Kleinhirnläsion herabgesetzt ist. Funktionell betrachtet, ist dieses Pendelphänomen den Deviationen der Augen durch ein niedriges Reizniveau im optisch-vestibulären System verwandt.

Wenn bedacht wird, daß die langsamen Deviationen der Bulbi unter entsprechenden Bedingungen (z. B. Narkose) bei jedem Gesunden auftreten können, so ist die nächstliegende

a

b

c

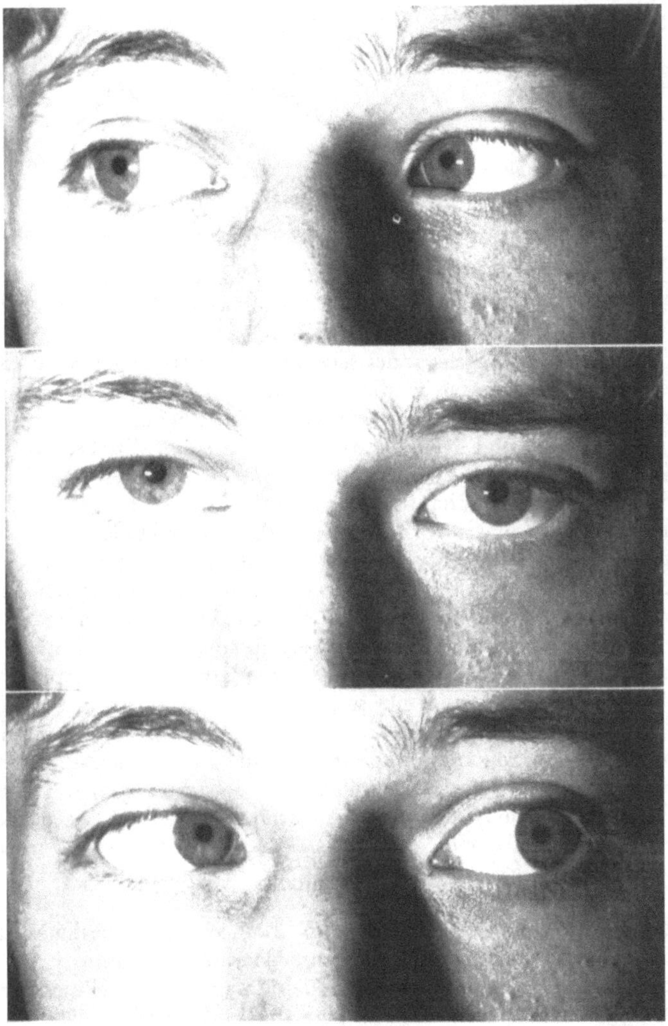

Abb. 22a-c: Derselbe Fall wie Abb. 21. Die Ophthalmoplegia internuclearis posterior ist zurückgebildet. Wie das mittlere Bild zeigt, besteht auch das Abweichen des rechten Auges um 10 Grad nach medial nicht mehr. Es hat sich somit um ein rechtsseitiges Überwiegen des M. rectus medialis über den M. rectus lateralis gehandelt. (Das Überwiegen des M. rectus lateralis über den M. rectus medialis ist wesentlich häufiger, so wie die Ophthalmoplegia internuclearis anterior häufiger als die posterior ist). Das Abweichen des rechten Bulbus nach medial hat sich gleichzeitig mit der Ophthalmoplegia internuclearis posterior und den Stauungspapillen zurückgebildet.

Erklärung die, daß der Eigentonus der Formatio reticularis herabgesetzt ist. Die bekannten Möglichkeiten, bei denen Deviationen ohne zerebrale Läsion auftreten (z. B. Schlaf, Narkose), beinhalten eine Dämpfung normaler Aktivität.

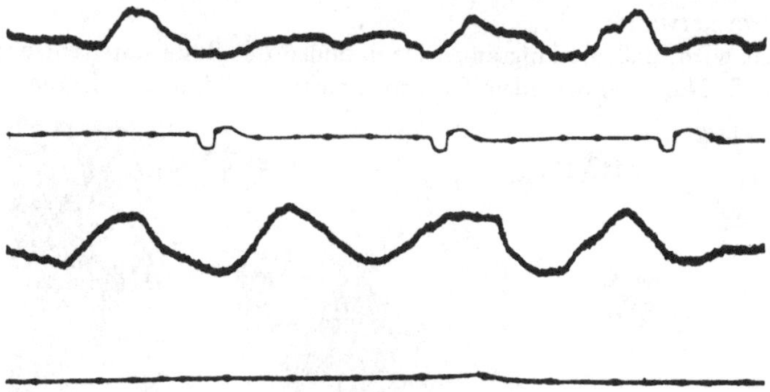

Abb. 23: Elektronystagmogramm von Deviationen in der Horizontalebene (1: Unregelmäßige Deviationen während der Drehprüfung und 2: bei geschlossenen Augen in Ruhe).

Die optische Fixation eines Gegenstandes setzt eine konjugierte Aktivität (Spannungszustand) aller Augenmuskeln voraus, wodurch die Bulbi in der jeweiligen Position gehalten werden. Beim Wegfall dieser Innervation (kein Impulseingang in die additiven Mischstufen, Abb. 19 und 20) erfolgt keine Fixation; es könnte zur Mittelstellung der Augäpfel kommen, die beibehalten wird, ein Zustand, der nur bei schweren funktionellen Schädigungen des Systems auftritt (ophthalmoplegisches Syndrom). Ist aber noch ein Impulsniveau der Formatio reticularis vorhanden, wird jedes spontane Abweichen der Bulbi von der Mittelstellung zu einer Spannung zumindest eines Augenmuskelpaares führen. Beim Abweichen der Bulbi nach rechts müssen der rechte M. rectus medialis und der linke M. rectus lateralis gedehnt werden, wodurch auf dem Wege rücklaufender, vom Muskel ausgehender Impulse die entgegengesetzte Bewegung eingeleitet wird. Es ist naheliegend, daß sich dieser Vorgang fast immer nur in der Horizontalebene abspielt, da diese Bewegung die Basis des Verhaltens im menschlichen Lebensraum ist. Auf diese Weise wird es verständlich, daß Deviationen beim Gesunden nur dann auftreten, wenn die optische Fixation nicht möglich ist. So kann im Spätstadium der Hirnstammläsionen traumatischer Genese das Pendeln nur bei geschlossenen Augen beobachtet werden. Man kann diese Augenbewegungen bei geschlossenen Augen manchmal sehen und tasten, jedenfalls aber elektronisch mit dem ENG- oder auch EEG-Apparat registrieren. Werden die Augen geöffnet und wird optisch fixiert, so verschwinden die Deviationen. Ganz analog sind die Deviationen im Schlaf oder auch in der Narkose zu verstehen.

Im akuten Stadium der Schädelhirnverletzung können die Deviationen der Bulbi im Gegensatz zum Spätstadium bei offenen Augen beobachtet werden. Meist ist es nicht feststellbar, ob die Augen auch bei Lidschluß pendeln, weil die Schwellung und das Hämatom der Lider die Beobachtung verhindern. Bei manchen Verletzten, deren Augenlider frei von Schwellungen sind, sieht man, daß die Deviationen nur dann auftreten, wenn die Augen bei der Untersuchung passiv geöffnet werden. Dies ist sehr verständlich, wenn vorausgesetzt wird, daß das Erregungsniveau so stark herabgesetzt ist, daß der Reiz der Untersuchung und der Lichteinfall notwendig sind, um die Deviationen in Gang zu bringen.

Fast nie kann man andauernde Deviationen der Bulbi beobachten. Nahezu immer verschwinden diese Bewegungen bald und nach kurzer Pause, während der die Augen geschlossen sind, treten sie wieder auf. Bei der Mehrzahl der Verletzten wechseln die Deviationen der Bulbi mit anderen Symptomen, dem Divergieren, dem Hertwig-Magendieschen Symptom und dem Spontannystagmus. Die Deviationen der Bulbi sind stets ein äußerst flüchtiges Symptom. Es ist anzunehmen, daß bei zahlreichen Verletzten dieses Symptom zu beobachten wäre, wenn im entsprechenden Stadium untersucht würde. Eine Statistik über die Häufigkeit wird durch diesen Umstand ein verzerrtes Resultat ergeben.

In etwa 17 % der Krankengeschichten unserer Hirnverletzten wurden Deviationen vermerkt, wobei es sich bei etwas mehr als der Hälfte um Patienten handelte, welche ad exitum kamen. Der Schluß, daß es sich deshalb um ein prognostisch ungünstiges Symptom handelt, wäre unrichtig. Hirnverletzte, die nicht überleben, sind die schwereren Fälle, welche eine häufigere Kontrolle erfordern, wodurch zwangsläufig das stets nur vorübergehend beobachtbare Symptom der Deviationen öfter zur Ansicht kommen muß. Die Verteilung auf Patienten mit raumfordernden Blutungen, Impressionsbrüchen und Gehirnkontusionen entspricht der Häufigkeit dieser Verletzungsarten.

Obwohl der Lichteinfall in die Augen bei bewußtseinsgestörten Verletzten die Deviationen in Gang bringen dürfte, sind sie nicht vom erhaltenen Visus beider Augen abhängig. Bei zwei Verletzten bestand eine Amaurose eines Auges und die Deviationen verliefen in gleicher Form wie bei beidseitig erhaltenem Visus.

Wichtiger ist eine Gegenüberstellung der Deviationen zum erhobenen Pupillenbefund, wobei daran zu erinnern ist, daß die beidseitige Lichtstarre der Pupillen stets als ernstes Symptom zu werten ist. Bei Patienten, die überlebten, wurden stets gleichzeitig mit den Deviationen auf Licht reagierende Pupillen erhoben. Verletzte, die ad exitum kamen, boten im Rahmen der Verschlechterung des Zustandes lichtstarre Pupillen. Auch bei den Patienten, die nicht überlebten, wurden die Deviationen meistens in einem Stadium erhoben, in dem die Pupillen noch eine Lichtreaktion aufwiesen. Nie traten Deviationen der Bulbi bei einem Gesamtzustand auf, der prognostisch eindeutig ungünstig zu beurteilen wäre. Wenn sich der Verlauf zum Infausten entwickelt, kommen keine Deviationen mehr zur Beobachtung.

Zweifellos sind langsame Deviationen im akuten Stadium der Schädelhirnverletzung ein Zeichen schwerer Funktionsstörungen der Hirnstammstrukturen, jedoch handelt es sich keinesfalls um ein bedrohliches Zeichen mit grundsätzlich schlechter Prognose.

Wie schon angeführt, kommen fast immer konjugierte Deviationen in der Horizontalebene zur Beobachtung; ausnahmsweise können aber auch andere Formen auftreten.

Gelegentlich sieht man horizontale Deviationen, welche von der Mittelstellung der Augen aus nur nach einer Seite, also rein halbseitig, ablaufen. Bis auf einen Patienten hat es sich um leichter Verletzte, die überlebten, gehandelt. Am ehesten ist die Halbseitigkeit folgendermaßen erklärlich: Außer bei einem Fall bestand stets auf der Seite der Bewegungsrichtung der Deviationen ein durch Biopsie (Operation) sichergestellter Großhirnherd. Ein Fall ohne sichergestellten Großhirnherd bot vor den Deviationen nach nur einer Seite eine Déviation conjuguée in die Richtung der späteren Deviationen. Bei Läsion der Area 8 kommt es zu einer Déviation conjuguée zur Herdseite und einer Blicklähmung zur Gegenseite. Es ist anzunehmen, daß bei diesen Verletzten vom Großhirn ausgehende Impulse ins optisch-vestibuläre System gelangen (additive Mischstufe in der Formatio reticularis des Mittelhirnes). Bei einseitiger Läsion der Area 8 wird das Impulsniveau asymmetrisch sein. Die Erregungen dürften jedoch nicht ausreichend für die doch ein erheblicheres Maß des Reizes voraussetzende Déviation conjuguée sein. Nach der Seite der sonst auftretenden Déviation conjuguée pendeln die Augen. Nach der Seite der sonst bestehenden Blicklähmung fehlt das Pendeln. Beim einzigen Verletzten, der nicht überlebte, lag die Situation analog, und das Symptom bestand zu einem Zeitpunkt, zu dem der Gesamtzustand des Patienten noch keineswegs bedrohlich war.

Nur bei einem Patienten konnten reguläre *Deviationen in der Vertikalebene* beobachtet werden, ein deformierter vertikaler Spontannystagmus hingegen kommt öfter vor. Es handelte sich um eine sehr schwere Gehirnkontusion. Bei der Aufnahme ins Krankenhaus war der Patient bewußtlos; die Pupillen waren gleich weit und reagierten träge auf Licht. Zugleich bestanden Deviationen der Bulbi in der Horizontalebene. Drei Tage nach der Verletzung trat der erste Anfall im Rahmen einer Frühepilepsie auf. Am sechsten Tag nach dem Unfall ging die Bewußtlosigkeit in eine traumatische Psychose über. Im selben Zeitraum trat eine Anisokorie auf, allerdings nur auf die Dauer von drei Tagen. Am neunten Tag war der Pupillenbefund in jeder Hinsicht normal. Am zehnten Tag konnte man während einer Periode stärkerer Bewußtseinsstörung wechselnd langsame Deviationen in der Horizontal- und Vertikalebene sehen. In der Folge besserte sich der Zustand des Patienten und, abgesehen von eher geringen posttraumatischen psychischen Veränderungen, trat Heilung ein.
Für die Analyse dieses sicher sehr seltenen Symptoms erscheint es wesentlich, daß eine Frühepilepsie bestand. Bemerkenswert während des Verlaufes war es auch, daß zu einem Zeitpunkt, zu dem nach dem Maß der Bewußtseinsstörung die Möglichkeit zum Sprechen bestanden hätte, Sprachverständnis schon vorhanden war, motorische sprachliche Äußerungen aber noch fehlten. Eine vorübergehende motorische Aphasie kann angenommen werden. Bei Tierversuchen zeigt sich, daß gleichzeitige Reizung der Area 8 beider Seiten zu Vertikalbewegungen der Bulbi führt (J. M. Brucher). Die gleichzeitige Reizung der Area 8 müßte theoretisch zu einer Déviation conjuguée nach beiden Seiten führen. Da dies ein unmöglicher Vorgang ist, wird der Horizontalblick blockiert sein und die sonst im Hintergrund stehende Tendenz zum Vertikalblick wirksam werden können. Bei unserem Verletzten könnte es sich nach dem Verlauf (Frühepilepsie, wahrscheinlich vorübergehende motorische Aphasie) durchaus um eine beidseitige frontale Kontusion gehandelt haben, autoptisch ein keineswegs seltener Befund.

Die bisher berichteten Deviationen sind konjugiert. In seltenen Fällen können die Deviationen unkonjugiert, rechts und links verschieden, ablaufen. In Analogie zum dissoziierten Nystagmus könnte man dieses Symptom als *dissoziierte Deviationen* bezeichnen. Es ist die gleiche Entstehungsart wie für den dissoziierten Nystagmus, nur bei niedrigerem Erregungsniveau, anzunehmen. Der dissoziierte Nystagmus ist als Symptom einer Mittelhirnläsion vor allem bei der multiplen Sklerose bekannt und kann als abortive Form der Ophthalmoplegia internuclearis angenommen werden (R. Jung). Diese Auffassung ist wahrscheinlich auch für die dissoziierten Deviationen bei Hirnverletzten zutreffend. Funktionell kann man sich die Dissoziation am besten durch Läsionen in der Höhe der Kreuzungen im optisch-vestibulären System vorstellen, also im Mittelhirn, etwa im Niveau der Trochleariskerne und im Bereiche der Raphe zwischen den Abduzenskernen. Bei den Untersuchungen durch M. B. Carpenter zeigten sich fallweise dissoziierte Augenbewegungen nach Läsionen des FLM beiderseits in der Höhe der Kerne des sechsten Hirnnerven.
Die vereinzelten Beobachtungen bei Hirnverletzten (vier Krankengeschichten) stehen mit diesen Angaben in Übereinstimmung. Bei einem Verletzten konnten die dissoziierten Deviationen am Tage des Unfalls nach einer frontobasalen Schädelhirnverletzung vor der Operation beobachtet werden. Postoperativ divergierten die Augäpfel und fallweise trat das Hertwig-Magendiesche Symptom auf. Die Pupillen waren vom Anfang an lichtstarr und blieben so. Die beschriebenen Bewegungsstörungen der Bulbi gingen in ein ophthalmoplegisches Syndrom über. Am siebenten Tag nach dem Unfall verstarb der Patient. Bei einem weiteren Patienten, der ebenfalls ad exitum kam, bestand auch eine Kombination mit dem Hertwig-Magendieschen Symptom, und die dissoziierten Devia-

tionen waren ein Vorstadium des ophthalmoplegischen Syndroms. Zwei weitere Verletzte überlebten zwar, jedoch kamen die dissoziierten Deviationen zu dem Zeitpunkt zur Beobachtung, zu dem der Allgemeinzustand am ungünstigsten war.
Dissoziierte Deviationen sind wahrscheinlich prognostisch ernster zu beurteilen als die konjugierten und weisen auf eine viel ernstere Funktionsstörung im Bereiche des optisch-vestibulären Systems hin.

Ein seltenes Symptom bei Hirnverletzten ist die *Hertwig-Magendiesche Schielstellung.* Sowohl die Häufigkeit als auch die prognostische Wertigkeit sind etwa gleich den dissoziierten Deviationen. Bei dieser Störung weicht das eine Auge nach außen oben und das andere nach innen unten ab (Abb. 24). Diese Stellung der Bulbi entspricht etwa einer

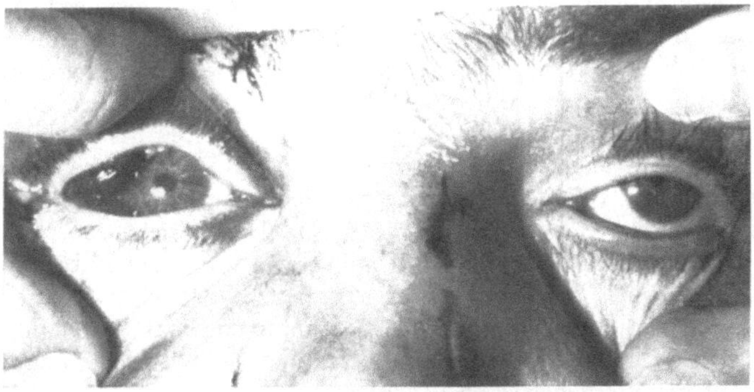

Abb. 24: Hertwig-Magendiesche Schielstellung. Nach der Einlieferung des bewußtlosen Patienten war die rechte Pupille wesentlich weiter als die linke. Beide Pupillen wiesen mäßig gute Lichtreaktion auf. Es kamen Deviationen in der Horizontalebene vor. Bei bestehender psychomotorischer Unruhe wurde der rechte Arm fast nicht bewegt, so daß eine Parese des Armes anzunehmen war. An den Beinen fehlte wegen eines Oberschenkelbruches links die Vergleichsmöglichkeit. Die Echoenzephalographie zeigte das Mittellinienecho median. Mit Rücksicht auf die Symptomatik, rechts weitere Pupille, Parese des Armes rechts, mußte die Möglichkeit beidseitiger raumfordernder Hämatome in Betracht gezogen werden. Beidseitige Probetrepanationen deckten keine Blutung auf. Am Tage nach dem Unfall waren die Pupillen fast gleich weit, lichtstarr und wechselnd konnten langsame Deviationen in der Horizontalebene und eine Hertwig-Magendiesche Schielstellung beobachtet werden. Es bestand erhebliche Hirndrucksymptomatik. In den folgenden Tagen war der Verlauf günstig.

Drehung der Augäpfel in einer frontalen Ebene. Als Lokalisation wird die Mittelhirnhaube, eventuell die Vierhügelregion angegeben (R. Jung). H. Hoff gibt ursächlich eine Kleinhirnläsion an. R. Hassler weist auf die gelegentliche Kombination mit der Ophthalmoplegia internuclearis hin. C. D. Allerand berichtet von einem Patienten, bei dem es anfallsartig zum Abweichen eines Auges nach oben kam. Es könnte sich um ein ähnliches Symptom gehandelt haben. Bei diesem Patienten bestand ein Hirnstammtumor, ein Glioblastom, wobei die vorderen Anteile der Medulla oblongata und der kaudale Anteil des Mittelhirns betroffen waren. J. L. Smith und Mitarbeiter berichten über 25 Fälle mit dem Hertwig-Magendieschen Symptom. Es handelte sich um Läsionen des Hirnstammes, des Kleinhirnes, um einen Fall mit einem vaskulären Herd eines Brachium pontis, und einmal bestand ein supratentorieller Tumor.
Diese inhomogene Übersicht über einige Berichte dieses Symptomes zeigt, daß die Pathogenese keineswegs klar ist. Bei manchen berichteten Kasuistiken handelt es sich nicht um ein direktes Läsions-, sondern um ein Nachbarschaftssymptom durch Druck und Verlage-

rung. Bei anderen Fällen mag es sich um eine nicht signifikante Allgemeinstörung des Systems der konjugierten Augenbewegungen handeln.

Die Bahnen für die vertikalen Blickbewegungen sind wesentlich ungenauer bekannt als die der horizontalen. Die Kombination der Symptomatik und der Verlauf bei Verletzten lassen ursächlich am ehesten eine Hirnstammläsion, vielleicht im Bereiche des Mittelhirnes, annehmen.

Mehrmals wurde die Hertwig-Magendiesche Schielstellung während des Verlaufes apallischer Syndrome beobachtet. Bei einem Verletzten, der verstarb, ging das Hertwig-Magendiesche Symptom einem ophthalmoplegischen Syndrom voraus. Bei einem weiteren Patienten bestand auf dem höher stehenden Auge eine durch dieselbe Verletzung entstandene Amaurose. Bei gleichzeitig bestehendem Pyramidenbruch war das Hertwig-Magendiesche Symptom mit einem richtungsbestimmten Rucknystagmus kombiniert. Zweimal waren fallweise dissoziierte Deviationen mit der Hertwig-Magendieschen Schielstellung wechselnd zu sehen. Etwa die Hälfte der Verletzten mit diesem Symptom verstarb.

Es handelt sich nach der Erfahrung bei Verletzten um eine schwere Funktionsstörung des optisch-vestibulären Systems, die jedoch grundsätzlich reversibel ist. Bei keinem Verletzten blieb die Vertikaldifferenz der Bulbi durch längere Zeit bestehen.

Eine etwas ähnliche Störung beobachteten wir nur einmal. Ein 19jähriges Mädchen wurde bewußtlos aufgefunden. Die Unfallsursache stellte sich nicht heraus. Es bestand eine ausgedehnte Impression der Scheitelhöhe (8 x 10 cm). Die Dura war verletzt. Es bestand Anisokorie; die Lichtreaktion der Pupillen war träge. Postoperativ befanden sich beide Bulbi auf die Dauer eines Tages nach oben gewendet. Es trat relativ rasche Erholung ein. Bei zwei Nachuntersuchungen, fünf und neun Monate nach der Verletzung, waren Ausfallserscheinungen nicht festzustellen. Am ehesten kann es sich hier um ein Fernsymptom durch Druck auf die Vierhügelregion gehandelt haben.

Zu den eher seltenen Symptomen bei Hirnverletzten im akuten Stadium zählt die *Divergenzstellung der Bulbi.* Es wäre naheliegend, diese Störung mit den Kernstrukturen des N. oculomotorius in Beziehung zu bringen, welche für die Konvergenz der Bulbi vorhanden sind, dem medianen Kern. Diese Zellgruppe tritt jedoch nur dann in Funktion, wenn

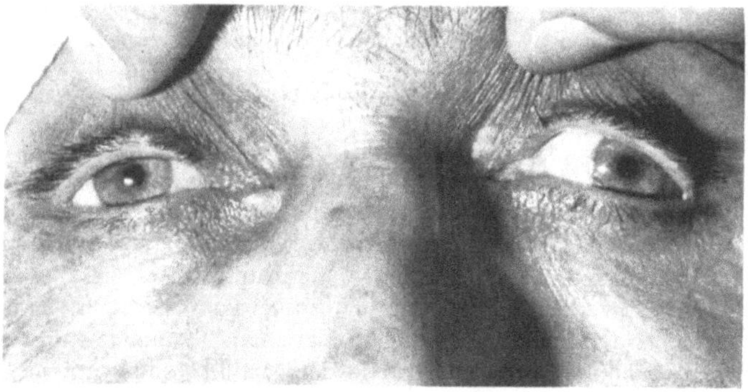

Abb. 25: (derselbe Fall wie Abb. 10). Divergenzstellung der Augäpfel. Überdies wurden beiderseits, wie dies auf Abb. 10 zu sehen ist, die Lider nicht vollständig geschlossen. Die Pupillen waren mittelweit, gleichweit und lichtstarr, es bestand tiefe Bewußtlosigkeit. Der Gesamtzustand wies auf eine äußerst ungünstige Prognose hin. Obwohl viele Zeichen schlechter Überlebensaussichten vorlagen, erholte sich der Patient rasch; am 7. Tag nach dem Unfall war der Befund an den Augen normal und psychisch konnte nur mehr mäßige Somnolenz erhoben werden. In Hinsicht auf den unerwartet günstigen Verlauf erscheint es bemerkenswert, daß schon Stunden nach der Verletzung eine bitemporale Dekompression durchgeführt wurde.

die Augen auf die Nähe eingestellt werden sollen. Ist die supranukleäre Bahn für die Mm. recti mediales lädiert, bleibt die Konvergenzfunktion erhalten. Eine Lähmung beider Mm. recti mediales von diesem Kerngebiet aus und eine Divergenzstellung durch Überwiegen der Mm. recti laterales ist nicht zu erwarten. In diesem Falle müßte die Divergenz der Bulbi ein einigermaßen länger anhaltendes Symptom sein; tatsächlich ist es aber immer nur kurzfristig, sehr vorübergehend zu sehen. Konvergenzstörungen sind von der Encephalitis lethargica her und von einzelnen Fällen, bei denen ein Tumor der Vierhügelregion bestand, bekannt. Bei solchen Patienten soll gelegentlich eine Divergenzstellung der Bulbi auftreten (H. Hoff). Die Analogie der Divergenzstellung der Bulbi bei Verletzten zu diesen Krankheiten ist nicht gegeben. Würde man die Divergenzstellung als eine sozusagen negative Konvergenzreaktion auffassen, müßte wenigstens fallweise auch ein abnormes Konvergieren zur Beobachtung kommen, was jedoch nicht der Fall ist.

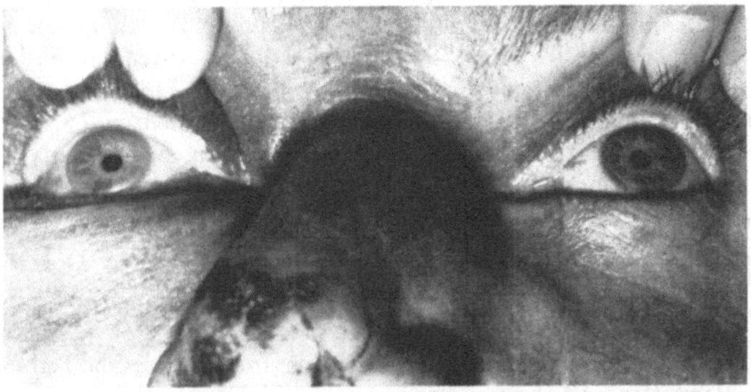

Abb. 26: Divergenzstellung der Bulbi, links mehr als rechts. Aufnahme kurz nach der Einlieferung ins Krankenhaus. Es bestand tiefe Bewußtlosigkeit, die Pupillen waren lichtstarr, keine Anisokorie. Echoenzephalographie: Keine Dislokation des Mittellinienechos. Operation wegen offenem Schädelbruch rechts. Es ergab sich rechts ein epi- und subdurales Hämatom und links ein subdurales Hämatom. Die fehlende Anisokorie und das normale Ergebnis der Echoenzephalographie sind durch die weitgehend symmetrischen Hämatome erklärt.

Bei der Divergenzstellung sind beide Augäpfel nach lateral abduziert und spontane Augenbewegungen irgendeiner Form pflegen zu fehlen (Abb. 25 und 26). Es handelt sich um ein eindrucksvolles Symptom bei Hirnverletzten, das jedoch in der Literatur kaum Beachtung gefunden hat; eine Analyse der Pathogenese fehlt noch. Es gibt gewisse Hinweise, die jedoch mit großer Vorsicht zu werten sind. Nach Ausschalten der Area 8 beim Affen kann vorübergehend eine Divergenzstellung der Bulbi auftreten (J. M. Brucher). Es ist ganz unwahrscheinlich, daß man diese Beobachtung im Sinne eines Lokalsymptoms verwerten kann. Viel wahrscheinlicher ist, daß es sich nur um ein Störungssymptom des Systems ohne Beziehung zum Ort der Läsion handelt.

M. B. Carpenter und Mitarbeiter haben in ihrer Versuchsserie zur Analyse der Ophthalmoplegia internuclearis vor den Läsionen elektrische Reize gesetzt und die Effekte festgehalten. Wenn in der Höhe der Abduzenskerne im Bereiche der Raphe an der Stelle des medianen Kontaktes der FLM beider Seiten ein elektrischer Reiz gesetzt wurde, kam es bei allen Tieren zu einer starken Abduktion beider Augen, also einer Augenstellung, welche dem Divergieren der Bulbi bei Hirnverletzten entsprechen dürfte. Derselbe Autor hat in einer anderen Arbeit über die Abduzenskerne nachgewiesen, daß diese Kerne beider Seiten untereinander verbunden sind. Wird ein Kern des sechsten Hirnnerven durch Elektrokoagulation zerstört, kommt es neben anderen Effekten auch zur Degeneration im kontralateralen Abduzenskern. Es ist naheliegend, daß ein Reiz in der Gegend der Kreuzung der Verbindungsfasern zwischen beiden Kernen des N. abducens zu einer Kontraktion beider Mm. recti laterales, zur Divergenzstellung der Bulbi, führt. Wird aber in derselben Region eine Läsion nennenswerten Umfanges gesetzt, wie dies bei der Versuchsserie CARPENTERS erfolgte, wird die unmittelbar benachbarte Kreuzung der supranukleären Bahn für die Mm. recti mediales beider Seiten mitbetroffen (Abb. 18) und der Horizontalblick muß nach beiden Seiten gänzlich ausfallen. Tatsächlich trat dieser Effekt bei den Versuchstieren ein. Nach dieser Überlegung könnte die Divergenzstellung der Bulbi ein Reizsymptom sein, das auf dieselbe Region zu beziehen ist wie die pontine Ophthalmoplegie.

Als flüchtiges Symptom wird die Divergenz der Bulbi wahrscheinlich viel seltener beobachtet, als sie vorkommt. Bei über 5 % der verwerteten Krankengeschichten wurde dieses Symptom festgehalten. Mehr als die Hälfte der Verletzten kam ad exitum. Dreimal wurde die Divergenz bei Patienten mit einem apallischen Syndrom gesehen. Sämtliche Verletzten, die nicht überlebten, boten die Kombination der Divergenzstellung der Augäpfel mit beidseitiger Lichtstarre der Pupillen. Bei den günstig verlaufenden Fällen wiesen die Pupillen nur gelegentlich Lichtstarre auf. Dreimal ging die Divergenz der Bulbi einem ophthalmoplegischen Syndrom direkt voraus. Bei einem Patienten, der verstarb, wurde am gleichen Tage eine Hertwig-Magendiesche Schielstellung beobachtet. Bemerkenswert sind zwei weitere Krankengeschichten:

Bei einem 15 Jahre alten Knaben wurde ein epidurales Hämatom operiert. Postoperativ trat eine Blutdruckerhöhung auf 220/120 mm Hg auf. Am vierten Tag nach der Operation wurde die Divergenzstellung der Bulbi beobachtet, die Pupillen waren lichtstarr und am zehnten postoperativen Tag trat der Exitus ein.

Wenn Verletzte ad exitum kommen, erfolgt eine forensische Obduktion, welche die Todesursache klarstellen soll. Selten können diese Obduktionsbefunde eine Aufklärung solcher Detailsymptome bringen, manchmal aber doch Hinweise geben.

Nach einem Verkehrsunfall wurde ein 61 Jahre alter Mann eingeliefert. Nach Bericht soll der Patient unmittelbar nach dem Unfall bewußtlos gewesen und beim Eintreffen des Rettungswagens zu sich gekommen sein. Bei der Aufnahme ins Krankenhaus war die Bewußtseinslage klar. Etwa eine Stunde später wurde die rechte Pupille maximal weit, lichtstarr und der Verletzte wurde bewußtlos.

Die sofort vorgenommene Operation zeigte rechts ein ausgedehntes epidurales und links ein subdurales Hämatom. Bei der Untersuchung am Tag nach dem Unfall waren beide Pupillen übermittelweit, lichtstarr und die Bulbi divergierten. Beiderseits war der Babinskireflex positiv, der Patient war bewußtlos. Am selben Tag starb der Patient. Bei der forensischen Obduktion wurden wesentlich ausgedehntere Schädelbrüche festgestellt als am Unfallstag bei der Röntgenuntersuchung. Im Bereich des linken Stirn- und Schläfenlappens bestanden Kontusionsherde, ebenso basal am rechten Stirnlappen. In der Brücke wurden mehrfache kleine Blutungsherde gesehen.

An dieser Krankengeschichte ist erstaunlich, daß die ausgedehnten zerebralen Verletzungsherde vor dem Auftreten der Hämatome klinisch stumm waren. Die pontinen Blutungsherde sind, wenn auch sehr unsicher, mit dem Divergieren der Bulbi in Beziehung zu bringen.

Das Divergieren der Bulbi ist bei Hirnverletzten als schwere Funktionsstörung, mit größter Wahrscheinlichkeit im Bereiche des Hirnstammes, zu werten. Ähnlich wie die dissoziierten Deviationen und die Hertwig-Magendiesche Schielstellung handelt es sich um ein grundsätzlich reversibles Symptom, das jedoch nur bei Verletzten mit ernst zu beurteilender Prognose zur Beobachtung kommt. Nach dem Verlauf der Symptomatik kann es sich ähnlich, wie dies bei einem Teil der Fälle mit Ophthalmoplegia internuclearis in Erwägung zu ziehen ist, um ein Teilsymptom einer pontinen Ophthalmoplegie handeln.

Von allen Bewegungsstörungen der Bulbi ist der *Nystagmus* am eingehendsten bearbeitet. Seit vielen Jahrzehnten gibt es ein zunehmend umfangreiches Schrifttum über dieses viele Varianten bietende Symptom. Überraschenderweise spielt der Nystagmus in der Diagnostik der Hirnverletzung im akuten Stadium keine entscheidende Rolle. Es ergeben sich aus der Nystagmusdiagnostik eine Reihe wertvoller Gesichtspunkte, manchmal auch prognostische Schlußfolgerungen; die Wertigkeit dieser Ergebnisse kommt jedoch an viele andere Symptome nicht heran. Aus diesem Grund wird der Nystagmus hier nicht hervorgehoben. Bezüglich der Symptomatik des Nystagmus ist auf die Ausführungen von E. A. Carmichael, R. Jung, H. Kornhuber, Montandon, J. Ohm und andere zu verweisen.
Verschiedene Nystagmusformen haben eine äußerst differente Bedeutung. Wenn man keine Differenzierung vornimmt, so scheint der Nystagmus in etwa 7 % unserer Krankengeschichten auf. Allerdings wurden die Deviationen der Bulbi gesondert behandelt, eine Störung, die vielfach dem Nystagmus zugeordnet wird. Die Deviationen kommen bei 17 % der Verletzten vor, sind also wesentlich häufiger als der Nystagmus sui generis.
Die Seltenheit des Nystagmus dürfte zwei Gründe haben. Diese Verletzten sind hochgradig bewußtseinsgestört. Blickbewegungen nach Kommandos kommen nicht in Frage und bei der Untersuchung kann nur der Spontannystagmus erhoben werden. Der zweite Grund ist darin zu suchen, daß der richtungsbestimmte Rucknystagmus bei Verletzungen des Labyrinthes und der Vestibularnerven und -kerne nur kurze Zeit besteht und bei geschlossenen Augen eher als bei offenen vorhanden ist. Schwellungen und Brillenhämatome hindern eine direkte Beobachtung eines Nystagmus bei geschlossenen Augen. Bei offenen Augen besteht dieser Nystagmus als Spontannystagmus so kurze Zeit, daß man ihn bei der Untersuchung meist nicht mehr beobachten kann. Verletzungen des Vestibularapparates bei Schädelbasisbrüchen sind sehr häufig und trotzdem gelingt es ausgesprochen selten, diesen Spontannystagmus zu sehen. Wir haben einen Film über Bewegungsstörungen der Bulbi bei Hirnverletzten hergestellt. Bei mehreren Patienten mit frischen vestibulären Läsionen wurde eine Aufnahme nicht erzielt, weil der Spontannystagmus

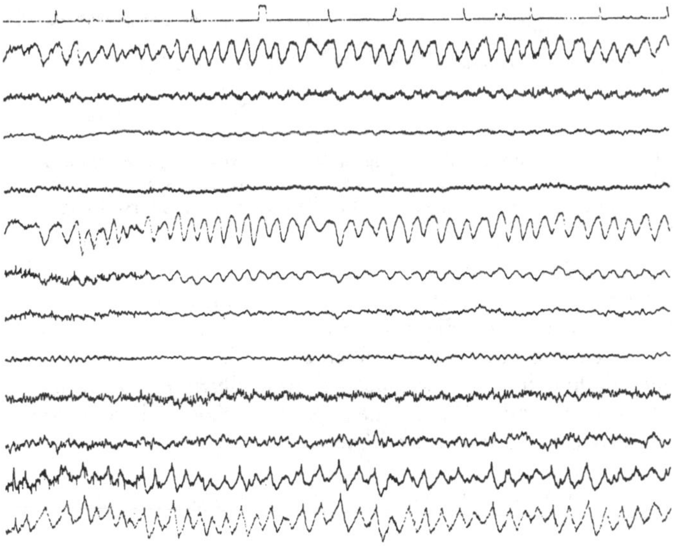

Abb. 27: EEG-Kurve bei geschlossenen Augen aufgenommen. Kanal 11 und 12 wurden bipolar auf Schläfenelektroden geschaltet. Der Spontannystagmus des Patienten ist in Kanal 1 und 5 (frontale Elektroden) weniger in Kanal 6 und sehr günstig in Kanal 11 und 12 zu sehen.

verschwunden war, bevor die Filmkamera aufnahmebereit sein konnte. Es gibt eine zweite Möglichkeit, den vestibulären Nystagmus bei Pyramidenbrüchen zu verifizieren. Man kann den Nystagmus mit einem EEG-Apparat auch bei geschlossenen Augen gut ableiten. Wird eine möglichst große Zeitkonstante gewählt, kann der Nystagmus bei bipolarer Ableitung von der Schläfenregion gut sichtbar werden. Abbildungen 27 bis 29 zeigen diese Möglichkeit. Für diese Untersuchung wurde kein Hirnverletzter im akuten Stadium gewählt, weil das Ergebnis einer Kurve eines ENG-Apparates gegenübergestellt werden sollte, um zu zeigen, daß vorerst eine EEG-Kurve reicht. Eine Untersuchung mit dem ENG-Apparat am Krankenbett wäre aber nur mit einem fahrbaren Gerät durchführbar und nicht mit dem verwendeten ortsgebundenen. Abbildung 29 zeigt das Elektronystagmogramm eines Spontannystagmus. In Abbildung 27 sieht man im 1. und 5. Kanal den Nystagmus von frontalen Elektroden abgeleitet. Im 11. und 12. Kanal erfolgte eine bipolare Ableitung von der Schläfenregion bei geschlossenen Augen. In Abbildung 28

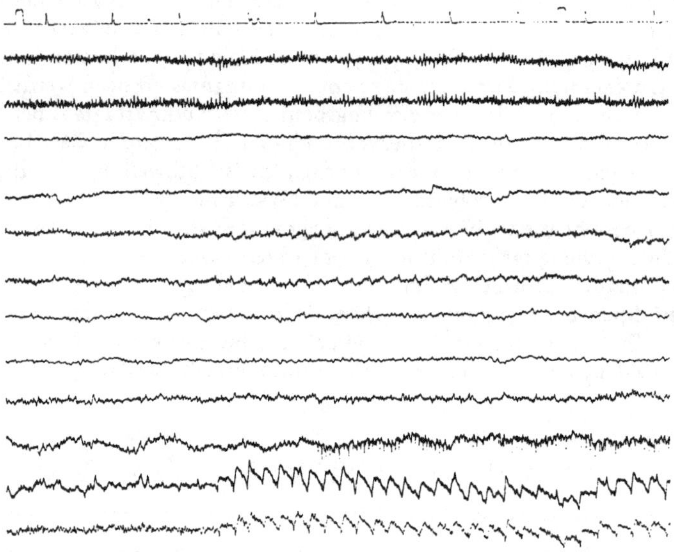

Abb. 28: Derselbe Fall wie Abb. 27. Ableitung bei offenen Augen und Aktivierung des Nystagmus durch Blick nach links. Der Nystagmus ist in Kanal 5 und 6 zu erkennen und kommt in Kanal 11 und 12 von den Schläfenelektroden her gut zur Darstellung.

wurden die Augen geöffnet und der Nystagmus durch den Blick nach links aktiviert. In diesem Falle ist der Nystagmus fast nur im 11. und 12. Kanal (bipolar von den Schläfen) zu sehen. Die EEG-Kurve und die des ENG-Apparates wurden knapp hintereinander aufgenommen, zeigen also praktisch denselben Zustand.
Die angegebene Häufigkeit des Nystagmus bei Schädelhirnverletzungen von 7 % bezieht sich nur auf klinische Befunde. Würde eine apparative Kontrolle aller Verletzten möglich sein, würde der Prozentsatz wesentlich höher liegen.

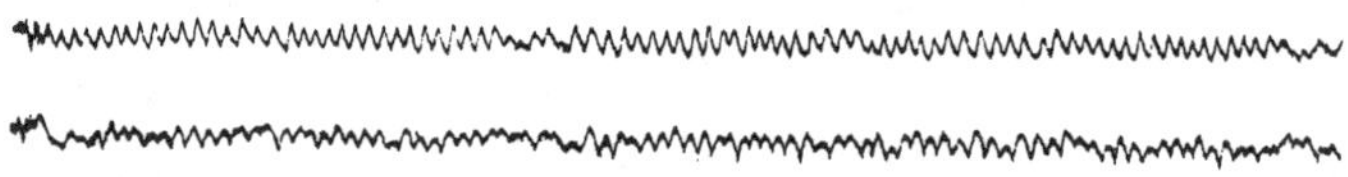

Abb. 29: Derselbe Fall wie Abb. 27 und 28. Zum Vergleich das Elektronystagmogramm mit dem ENG-Apparat unmittelbar nach der Ableitung mit dem EEG-Apparat aufgenommen.

Nach der Häufigkeit der Pyramidenbrüche mit Verletzung von Teilen des Vestibularapparates müßte der richtungsbestimmte Rucknystagmus nach der Gegenseite der Verletzung an der Spitze stehen. Wie schon berichtet, ist dies nicht der Fall. Das hier verwertete Material wurde aus 500 Krankengeschichten schwerer Hirnverletzter ausgesondert. Etwa 300 wurden wegen Mängel nicht herangezogen, jedoch bei allen 500 Krankengeschichten war kein Fall eines beobachteten Spontannystagmus bei Verletzung des Vestibularapparates. Bei den seltenen Fällen, die uns eine eindeutige Beobachtung dieser Nystagmusform ermöglichen, ergibt sich ein eindrucksvolles und eindeutiges Bild. Man sieht einen frequenten richtungsbestimmten Rucknystagmus. Fast immer zeigt das Röntgenbild einen Bruch im Bereiche der Pyramide kontralateral der Schlagrichtung des Nystagmus (Abb. 30 und

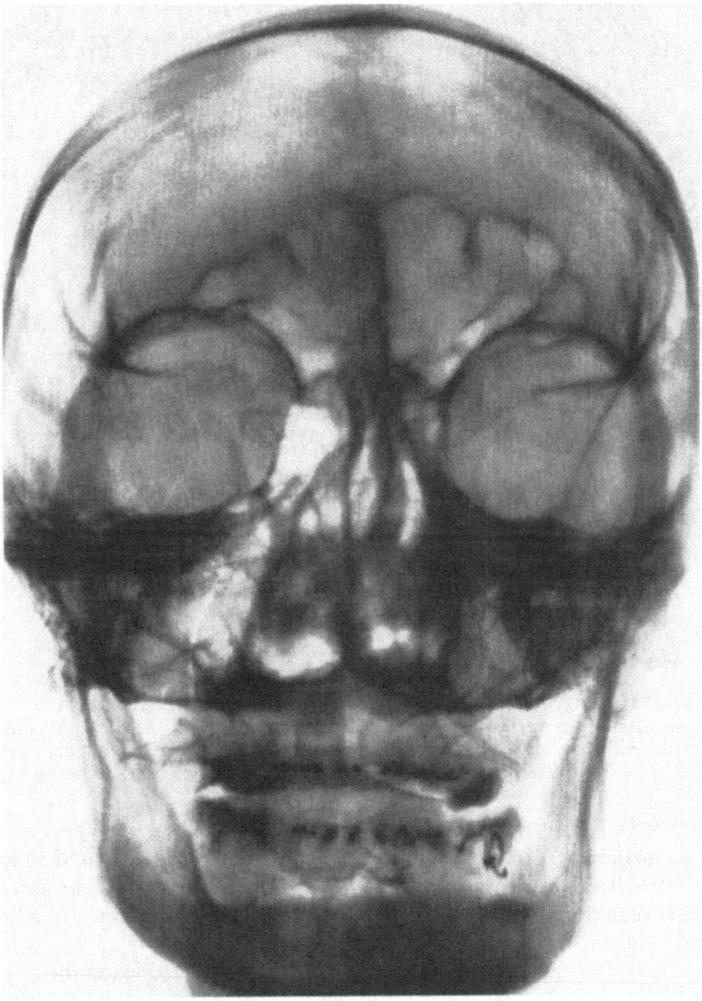

Abb. 30: Anterior-posteriores Röntgenbild. Bruch durch die rechte Seite der Okzipitalschuppe und die hintere Schädelgrube. Klinisch: Vorübergehender richtungsbestimmter spontaner Horizontalnystagmus nach links durch frische Labyrinthverletzung (Pyramidenbruch).

31). Meist ist dieser Nystagmus bei der Kontrolluntersuchung am folgenden Tag nicht mehr zu sehen.

Aus der Diagnose eines Nystagmus bei frischen Labyrinth- und Vestibularschäden ergeben sich keine akuten Indikationen für Behandlungsmaßnahmen und keine Prognose von größerer Tragweite, da meist gute Kompensation dieses Schadens eintritt. Wohl aber haben diese Befunde eine wesentliche Bedeutung für spätere Entschädigungsverfahren.

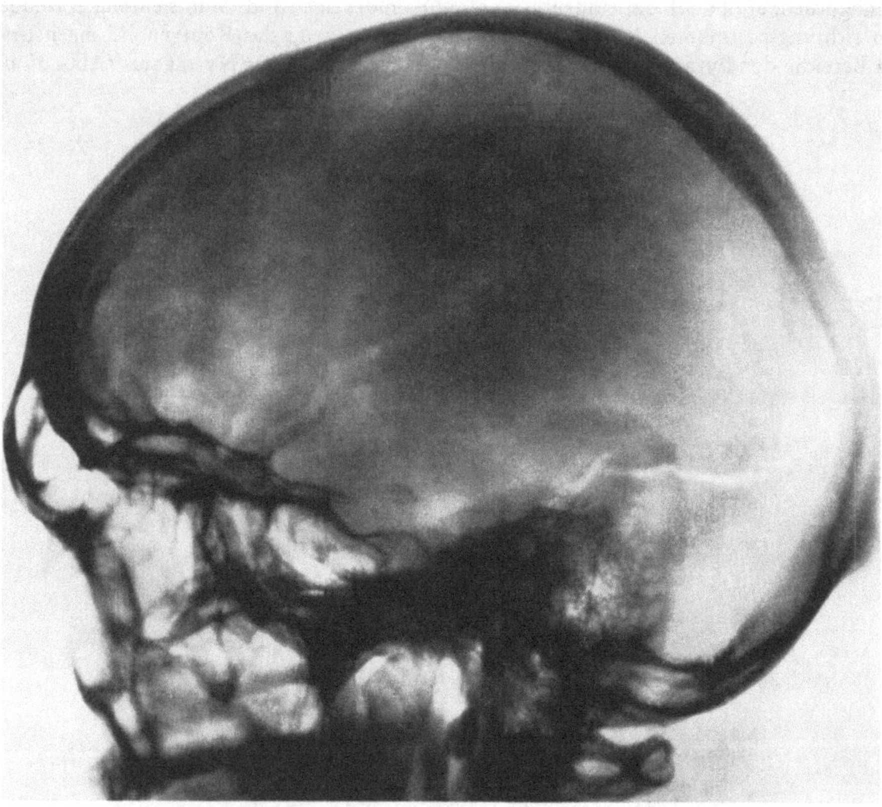

Abb. 31: Seitliches Röntgenbild. Derselbe Fall wie Abb. 30. Es zeigt sich, daß weitere Brüche vorhanden sind. Ein Bruch verläuft von der rechten Seite der Okzipitalschuppe, die Lambdanaht kreuzend, in die Richtung der Pyramide. Ein weiterer Bruch verläuft von der rechten hinteren Schädelgrube in die Richtung der Lambdanaht.

Bei der Diagnostik Hirnverletzter steht der *zentrale Nystagmus* im Vordergrund. Er tritt sehr oft in dissoziierter Form auf, d. h. die Schlagrichtung ist rechts und links nicht konform. Gar nicht selten (fast die Hälfte der Fälle) ist die Dissoziation sehr auffällig, derart, daß an einem Auge horizontale, vertikale und manchmal auch rotatorische Schläge wechseln, zugleich am anderen Auge aber ein Horizontalnystagmus zu sehen ist. Fallweise verschwindet der Nystagmus einseitig, bleibt am anderen Auge jedoch bestehen. Meistens handelt es sich um keinen richtungsbestimmten Rucknystagmus, sondern um deformierte Abläufe in Form eines Spitzennystagmus oder um Formen, die man nach der direkten Beobachtung am Patienten nicht klassifizieren kann. Diese Nystagmusformen sind durch supranukleäre Läsionen im Bereiche der Formatio reticularis verursacht, wobei eine nähere

Lokalisation nur in Einzelfällen durch die Kombination der Symptomatik möglich ist. Untersuchungen, welche eine genaue Bestimmung der Störung ermöglichen würden, Nystagmographie, kalorische Untersuchung des Labyrinthes, müssen stets einem späteren Zeitpunkt vorbehalten bleiben, sie sind bei Hirnverletzten im akuten Stadium nicht indiziert; die kalorische Prüfung kann man bei den häufig offenen Basisbrüchen wegen der Infektionsgefahr als kontraindiziert bezeichnen. Die Nystagmusdiagnose muß in diesem Stadium der Verletzung daher auf eine klinische Untersuchung beschränkt bleiben. Selbst die Untersuchung mit dem EEG-Apparat, welche auch eine Nystagmographie ermöglichen würde, ist oft genug durch die Unruhe der Verletzten nicht erzielbar.

Gar nicht so selten ist ohne apparative Hilfsmittel durch die Beobachtung des Verlaufes über die Feststellung eines zentralen Nystagmus durch Läsion im Bereiche der mesenzephalen und pontinen Formatio reticularis hinauszukommen. Als Muster soll eine Krankengeschichte berichtet werden, wobei nur maßgebliche Momente angegeben werden:

Ein 40 Jahre alter Monteur wurde mit einer Kopfverletzung eingeliefert, die durch einen herabfallenden Gegenstand entstanden war. Röntgenologisch und bioptisch bestand median und paramedian rechts ein Impressionsbruch der hinteren Scheitelgegend. Bei der operativen Versorgung kam es zu einer schwer beherrschbaren Blutung aus dem Sinus sagittalis superior im hinteren Drittel. Der Sinus sagittalis wurde bei der Operation nicht unterbunden, er blieb durchgängig. Vor der Operation bestand hochgradige Somnolenz mit psychomotorischer Unruhe, und die seitengleich, mittelweiten Pupillen zeigten erhaltene Lichtreaktion. Bei der nervenärztlichen Untersuchung noch am Unfallstag, postoperativ, war der Patient bewußtlos, die Pupillenreaktion war träge, und eine Halbseitenparese rechts war anzunehmen. Am Tage nach dem Unfall war der Patient hochgradig somnolent. Erst drei Tage später trat eine Änderung des Zustandes ein. Die Halbseitenschwäche rechts hatte zugenommen und der Greifreflex war links positiv. Am fünften postoperativen Tag kam ein richtungsbestimmter spontaner Horizontalnystagmus nach links zur Beobachtung, der am folgenden Tag unverändert zur Ansicht kam. Zugleich hatte die Somnolenz zugenommen, und der Verletzte war nun verwirrt. Am siebenten Tag wurde außer dem Spontannystagmus eine Neigung der Bulbi zum Abweichen nach links festgehalten. Eine Woche später ging diese Störung in einen dissoziierten deformierten Nystagmus über, und zwei Tage später kam der Patient ad exitum. Die forensische Obduktion deckte nicht mehr auf, als schon nach dem Operationsbefund bekannt war, einschließlich eines Hirnödems, das nach dem klinischen Verlauf angenommen worden war.

Bemerkenswert ist an dieser Krankengeschichte der Übergang eines konjugierten spontanen Horizontalnystagmus in einen dissoziierten deformierten Nystagmus, wobei sich konform dieser Entwicklung die Bewußtseinslage und der Gesamtzustand verschlechterten. Zweifellos handelt es sich bei diesen Verläufen um schwere Funktionsstörungen der Hirnstammstrukturen. Ähnlich wie das Auftreten beidseitiger Pupillenstarre oder von dissoziierten Deviationen ist auch der Übergang eines konjugierten in einen dissoziierten Nystagmus als prognostisch ungünstige Entwicklung aufzufassen. Die Dissoziation aller konjugierten Augenbewegungen kann nur durch Funktionsstörungen mesenzephaler und pontiner medianer Strukturen des optisch-vestibulären Systems verstanden werden, durch Läsionen der Kreuzungen, welche die Konjugation beider Seiten ermöglichen. Wie schon früher ausgeführt, sind Läsionen dieser Region stets mit bedrohlichen Zustandsbildern verbunden.

Der Übergang eines konjugierten in einen dissoziierten Nystagmus im akuten Stadium der Hirnverletzung tritt fast immer als Sekundärsymptom gemeinsam mit einer Verschlechterung der Bewußtseinslage und des Gesamtzustandes auf und ist als Vorstadium des ophthalmoplegischen Syndroms zu werten. Meistens wird die Annahme einer Läsion medianer und paramedianer Strukturen zutreffen. Experimentell lassen sich ein dissoziierter Nystagmus bzw. dissoziierte Augenbewegungen durch Reizung der vertikalen Bogengänge auslösen (J. I. Suzuki und Mitarbeiter). Auch Läsionen im Bereiche des Kern-

gebietes des N. vestibularis führen zu dissoziiertem Nystagmus (E. Pirodda und Mitarbeiter). Bei Hirnverletzten dürften diese Möglichkeiten eher im Hintergrund stehen.
Alle anderen Nystagmusformen im akuten Stadium der Verletzungen können nur sehr selten beobachtet werden. Ausnahmsweise sieht man gegen Ende des akuten Stadiums einen Blickrichtungsnystagmus, wobei ein Horizontalnystagmus in die jeweilige Blickrichtung schlägt. So konnte z. B. am 21. Tag nach der Operation eines epiduralen Hämatoms, zu einem Zeitpunkt, zu dem der Patient noch desorientiert und somnolent war, ein Blickrichtungsnystagmus beobachtet werden. Die Ursache ist in derartigen Fällen eine Hirnstammschädigung, am ehesten durch Ernährungsmangel (Ödem).
Ebenso selten kann man im Ausklingen des akuten Stadiums der Hirnverletzung einen lageabhängigen Spontannystagmus beobachten. Als Beispiel kann angegeben werden, daß bei einem Verletzten am 15. Tag nach einem linksparietalen Impressionsbruch, als der Patient erstmalig psychisch geordnet war, und deshalb einer eingehenderen Untersuchung unterzogen werden konnte, ein lageabhängiger Spontannystagmus beobachtet wurde. Eine vestibuläre Läsion war bei diesem Verletzten anzunehmen. Röntgenologisch bestand ein Bruch im Bereiche der hinteren Schädelgrube mit einer Eindellung. Außer dem Impressionsbruch sah man eine Nahtsprengung der Sagittal- und des rechten Schenkels der Lambdanaht, von der eine Fissur in die Okzipitalschuppe verlief.
Bei den Verletzten mit Blickparesen, wobei es sich meist um Rückbildungsstadien von Ophthalmoplegien, eventuell in der Form der Ophthalmoplegia internuclearis, handelt, kommt gelegentlich ein blickparetischer Nystagmus zur Beobachtung. Auch diese Form spielt bei den Hirnverletzten im akuten Stadium eine eher untergeordnete Rolle und sie hat ebenso wie die übrigen, bei Hirnverletzten seltenen Nystagmusarten keine weitgehende Bedeutung.
Alle Nystagmusformen können bei Hirnverletzten beobachtet werden. Im Vordergrund steht der zentrale Nystagmus und an zweiter Stelle der Nystagmus bei frischer Verletzung des Labyrinthes und des Vestibularsystems. Alle anderen Formen sind selten. Eine Nystagmusform konnte innerhalb 20 Jahren nur bei einem Hirnverletzten gesehen werden, der Nystagmus retractorius. Durch gleichzeitige rhythmische Innervation antagonistischer Augenmuskeln kommt es zu einer deutlich sichtbaren Vor- und Rückwärtsbewegung des Bulbus in der Orbita. Die Ursache ist eine Läsion in der Gegend des Aquäductus Sylvii im Mittelhirn (R. Jung, J. M. Segerra und Mitarb.). Der Nystagmus retractorius ist öfter mit dem Parinaudschen Syndrom kombiniert und meist durch Geschwülste verursacht (R. Messimy und Mitarbeiter). In einer Kasuistik wurde der seltene Fall einer Malazie im Bereiche der A. chorioidea posterior mitgeteilt, welche zu einem Parinaudschen Syndrom und einem Nystagmus retractorius führte (M. Devic und Mitarbeiter). Der eigene Fall wird auszugsweise wiedergegeben:

Bei dem Verletzten handelte es sich um einen 40 Jahre alten Mann, der durch eine frühere Verletzung das linke Auge verloren hatte, er trug eine Augenprothese. Durch einen Verkehrsunfall erlitt er eine Kopfverletzung und wurde in bewußtlosem Zustand eingeliefert. Ein Schädelbruch konnte röntgenologisch nicht festgestellt werden. Das rechte Auge zeigte bei der Aufnahme eine Deviation nach links, die Pupille war mittelweit und reagierte auf Licht. Wegen zunehmender Verschlechterung des Gesamtzustandes wurde noch am Unfalltag eine bitemporale Dekompression durchgeführt, bei der man ein vorwiegend linksseitiges Ödem sah. Punktionen mit der Cushingnadel deckten keine intrazerebrale Blutung auf. Postoperativ reagierte die rechte Pupille träge auf Licht, und fallweise sah man Deviationen in der Horizontalebene. Am vierten Tag nach der Verletzung sah man am erhaltenen Auge einen Nystagmus retractorius, der bis zum Tode des Patienten am 17. Tage nach dem Unfall wiederholt zur Beobachtung kam. Nach dem Verlauf war der Tod nicht Folge der Hirnverletzung, sondern einer Urämie. Eine vertikale Blickstörung oder ein vertikaler Nystagmus konnten bei diesem Patienten nicht gesehen werden. Die forensische Obduktion deckte außer einem Hirnödem keine Verletzung auf, welche einen näheren Aufschluß über dieses seltene Symptom gegeben hätte. Eine histologische Untersuchung wurde nicht durchgeführt.

Abgesehen von den durch die Verletzung verursachten Formen des Nystagmus, kommt fallweise ein vorbestehender Nystagmus als Nebenbefund zur Beobachtung. So sieht man gar nicht selten einen Pendelnystagmus bei Patienten mit schweren Sehfehlern, bei Albinos oder Nystagmus bei Patienten mit vorbestehender multipler Sklerose. Differentialdiagnostische Schwierigkeiten haben sich durch diese Befunde nie ergeben, weil der Nystagmus in den ersten Tagen nach der Verletzung kein Symptom ist, das Indikationsstellungen beeinflussen könnte, und weil fast immer von den Angehörigen rasch zu erfahren ist, welcher Art diese Vorkrankheiten sind und seit wann sie bestehen.
Im akuten Stadium der Hirnverletzung steht der zentrale Nystagmus weitaus im Vordergrund. Bei der Mehrzahl der Verletzten kommt er nicht am Tage der Verletzung, wohl aber innerhalb der ersten Woche nach dem Unfall zur Beobachtung. Der Übergang eines konjugierten in einen dissoziierten Nystagmus, der meist von einer Verschlechterung der Bewußtseinslage und oft von anderen Funktionsstörungen (Deviationen, Lichtstarre der Pupillen usw.) begleitet ist, muß als ungünstige Entwicklung gewertet werden.

Die *Déviation conjuguée* (abgekürzt: D. c.), das konjugierte Abweichen der Bulbi nach einer Seite, ist aus der täglichen Praxis sehr geläufig und wird meist bei frischen Schlaganfällen beobachtet. Vaskuläre Herde im Bereiche der inneren Kapsel führen zu einer kontralateralen Halbseitenlähmung und einer D. c. nach der Herdseite. Die bekannte

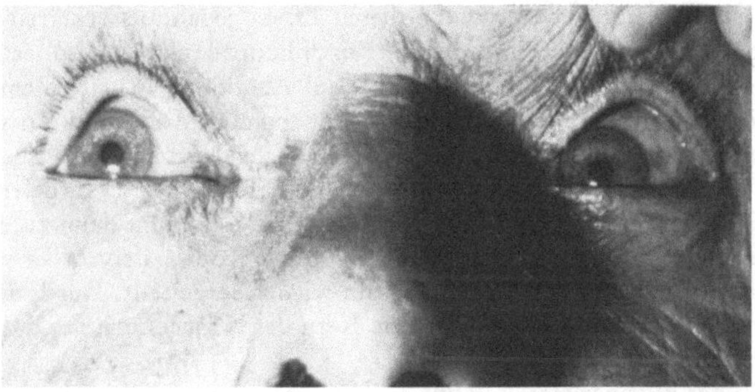

Abb. 32: Mäßig starke Déviation conjuguée nach rechts. 5. Tag nach dem Unfall. Zunehmende Somnolenz, Halbseitenzeichen links. Echoenzephalographie: Dislokation des Mittellinienechos um 4-5 mm nach links. Operation: vorwiegend frontales subdurales Hämatom rechts. Es handelte sich um den protrahierten Verlauf eines akuten subduralen Hämatoms ohne Anisokorie.

Regel lautet, daß der Patient seinen Herd anschaut. Bei Schlaganfällen wird die Bahn von der Area 8 des Frontallappens, welche durch die innere Kapsel ins Mittelhirn verläuft, lädiert. Alle übrigen Möglichkeiten der Entstehung des konjugierten Abweichens der Augen nach einer Seite sind selten. Bei Hirnverletzten ist es umgekehrt. Die D. c. ist zwar keineswegs selten (Abb. 32), jedoch wird sie sehr selten durch einen Herd im Bereiche der Capsula interna verursacht. Der Patient von Abbildung 40 hatte autoptisch einen linksseitigen großen Blutungsherd mit Läsion der inneren Kapsel, jedoch eine Déviation conjuguée bot er nicht.
Grundsätzlich können Läsionen von der Area 8 bis zur Umschaltstelle in der Formatio reticularis des Mittelhirnes und im ganzen optisch-verstibulären Schaltsystem des Hirnstammes von der Höhe der Abduzenskerne bis nach vorne zur Commissura posterior ein Abweichen der Augen nach einer Seite verursachen.

Mit jeder D. c. ist eine Blicklähmung nach der Gegenseite verbunden. Man kann die Störung auch derart definieren, daß die Blicklähmung nach der einen Seite zu einem Überwiegen der unlädierten Seite, der D. c., führen muß. Wenn der Verlauf der supranukleären Blickbahn auf Abbildung 18 beachtet wird, ist es offensichtlich, daß eine Läsion bis in die Höhe vor der Kreuzung im Mittelhirn zu einer homolateralen D. c. führen muß, jedoch eine Läsion nach dieser Kreuzung eine homolaterale Blicklähmung und kontralateral eine D. c. verursachen wird. Dies entspricht der klinischen Erfahrung. Läsionen vor dem Eintritt der supranukleären Bahn ins Mittelhirn lädieren keine weiteren Strukturen des Systems der konjugierten Augenbewegungen, sind daher viel eher kompensierbar als Läsionen, die schon im Bereiche der vielfachen Verbindungen des optisch-vestibulären Schaltsystems in der mesenzephalen und pontinen Formatio reticularis erfolgen. Dieser Überlegung entspricht die Erfahrung, daß die im Bereiche des Stirnhirnes oder der inneren Kapsel entstandene D. c. stets nur kurze Zeit beobachtet werden können, hingegen solche, welche die Folge von Läsionen im Bereiche des Hirnstammes sind, auch durch längere Zeit bestehen bleiben können.

Wie schon erwähnt, hat M. B. Carpenter in einer Versuchsserie bei Rhesusaffen den Abduzenskern durch Elektrokoagulation zerstört. Durch das Ergebnis dieser Experimente wurde das vielfach angenommene pontine Blickzentrum sehr in Frage gestellt. Ferner wurden Verbindungen zwischen beiden Abduzenskernen sichergestellt und Verbindungen von jedem Abduzenskern zu beiden Fasciculi longitudinales mediales. Bemerkenswert ist, daß die Versuchstiere eine Blicklähmung zur Herdseite und eine durch viele Tage konstante D. c. zur Gegenseite zeigten. Die histologischen Untersuchungen erwiesen, daß keine Strukturen verletzt waren, welche diesen Effekt jedenfalls erklären könnten. Die Blicklähmung nach homolateral und die D. c. nach kontralateral bei isolierter Zerstörung des Abduzenskernes sind vorstellbar, wenn die auf Abbildung 18 mit einem Fragezeichen bezeichnete Verbindung der supranukleären Blickbahn zum Abduzenskern vorhanden ist. Bei Annahme dieser Schlußfolgerung wären die pontinen Verbindungen der supranukleären Bahn für den Horizontalblick weitgehend übersichtlich. Die D. c. betrifft keinesfalls immer nur die Augäpfel, sehr oft ist der Kopf beteiligt, es kommt dann zu einer Drehung des Kopfes in die Richtung der D. c. Dreht man den Kopf passiv in eine andere Lage, wird die Abweichstellung in der Regel langsam wieder hergestellt. Durch die Verbindungen des optisch-vestibulären Systems mit dem Kern des N. accessorius und dem Halsmark ist dieses Symptom verständlich.

Etwa bei 15 % der Hirnverletzten kann im akuten Stadium eine D. c. beobachtet werden. Die Verteilung auf Patienten mit raumfordernden Hämatomen, Impressionsbrüchen und Gehirnkontusionen entspricht der Häufigkeit dieser Verletzungsarten. Keineswegs immer gelingt es klarzustellen, welche Lokalisation die Läsion hat. Die D. c. ist vor allem im akuten Stadium zu sehen, und in diesem Zeitraum haben zahlreiche Patienten Gips- und Streckverbände der Extremitäten wegen Knochenbrüchen, die gleichzeitig mit der Kopfverletzung entstanden sind. Sehr oft ist es dadurch nicht feststellbar, ob an den Extremitäten Lähmungserscheinungen bestehen. Aber gerade das Sicherstellen halbseitiger Lähmungserscheinungen kann einen Hinweis auf die Lokalisation einer nach kontralateral bestehenden D. c. geben. Später, wenn die Extremitätenbehandlung abgeschlossen ist, kann sich die zerebrale Lähmung zurückgebildet haben, da kontusionelle Läsionen in der Mehrzahl der Fälle eine sehr gute Rückbildungstendenz aufweisen. So ist oft auch rückblickend eine Aufklärung nicht möglich.

Bei vielen anderen Verletzten, bei denen die Gliedmaßen unverletzt blieben oder der Verlauf und die Gesamtsymptomatik die Diagnostik erleichtern, kann die Entstehungsart mit ausreichender Wahrscheinlichkeit erkannt werden.

Selten ist der Verlauf gleichartig wie bei einem Schlaganfall, und bei diesen Patienten tritt keine so günstige Rückbildung der halbseitigen Lähmungserscheinungen auf. Es handelt sich fast immer um jene Fälle, bei denen es unklar bleibt, ob ein Schlaganfall zum Unfall führte oder ein Unfall einen Schlaganfall auslöste.
Mehrfach wurde angeführt, daß fallweise ein Abweichen eines Bulbus nach lateral beobachtet werden kann. Man kann diese Störung als vermutlich supranukleäre Okulomotoriusläsion, als Teilerscheinung einer Ophthalmoplegie, aber auch als einseitige Deviation, bzw. einseitige Blicklähmung analysieren. Klinisch ergeben sich durch die verschiedenen Möglichkeiten der Analyse keine Schwierigkeiten. Es zeigt sich lediglich, daß jede Systematik bis zu einem gewissen Grad eine willkürliche ist. Grenzfälle weisen auf die in der Biologie stets vorhandene Kontinuität hin.
Es gibt Fälle, bei denen die D. c. eindeutig durch eine Kontusion des Frontallappens entstanden ist. Bei manchen Verletzten geht dies aus der Art der Verletzung und der Symptomatik hervor. In einzelnen Fällen kann eine EEG-Untersuchung die Diagnostik ergänzen (Abb. 33). Gelegentlich handelt es sich um epidurale oder subdurale Hämatome mit anfänglicher D. c. zur Herdseite und vorübergehender kontralateraler Halbseitenparese. Die D. c. ist bei diesen Verletzten oft nur an einem Tage zu sehen, manchmal auf die Dauer von 2–3 Tagen. Bei einem Verletzten trat nach der Operation eines rechtsseitigen epiduralen Hämatoms eine Blickparese nach links, aber keine D. c. auf.

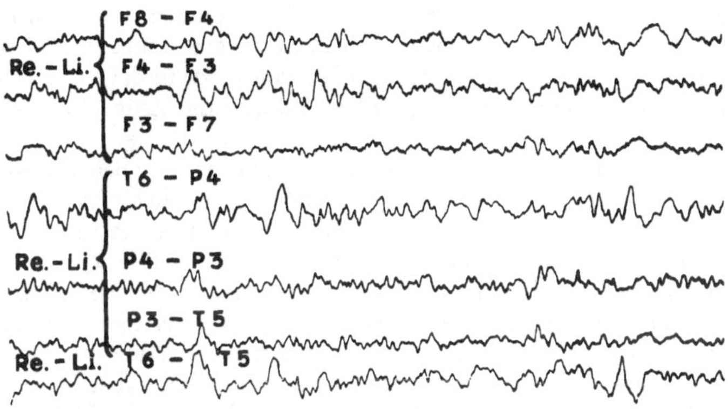

Abb. 33: EEG-Kurve einer frischen Gehirnkontusion. Es bestehen stärkere Allgemeinveränderungen mit einem Herd (hohe Zwischenwellen, Deltawellen) rechts temporal.

Keineswegs immer kann das Bestehen von halbseitigen Lähmungserscheinungen als Nachweis dafür angesehen werden, daß die D. c. oder auch eine Blickparese durch denselben Herd wie die Lähmungserscheinungen entstand. Die D. c. durch frontale Kontusionen oder auch subkortikale Läsionen tritt gleichzeitig mit den Extremitätenlähmungen auf und bleibt nur kurze Zeit bestehen. Bei andersartigen Verläufen ist eine kortikale oder subkortikale Entstehung unwahrscheinlich. Im Rahmen eines apallischen Syndroms bei einem jugendlichen Verletzten bestanden beidseitige Lähmungen der Gliedmaßen, wobei wechselnd die Lähmungen auf der einen und anderen Seite stärker in Erscheinung traten. Erst am 21. Tag nach der Verletzung kam eine Blickparese zur Beobachtung. Zu diesem Zeitpunkt war die Bewußtseinslage an der Grenze zwischen Sopor und Somnolenz und die Pupillen wiesen wiederum träge Lichtreaktion auf. Bei diesem Verlauf ist anzunehmen, daß sekundäre Ernährungsstörungen im Bereiche des Hirnstammes die Blickparese verursachten.

Bei Patienten mit schweren Hirnstammläsionen kann die D. c. durch relativ lange Zeit bestehen bleiben.

Ein 23 Jahre alter Mann wurde nach einem Verkehrsunfall bewußtlos eingeliefert. Die Pupillen wiesen einen starken Wechsel zwischen mittel- und übermittelweit auf, wobei eine angedeutete Lichtreaktion bestand. Fallweise sah man Deviationen in der Horizontalebene. Die Röntgenuntersuchung ergab einen rechtsseitigen Eindellungsbruch der Scheitelgegend (zirka 4 x 6 cm, 1,5 cm tief). Die operative Versorgung wurde sofort durchgeführt. Im Operationsgebiet war verletztes Gehirngewebe zu sehen. Postoperativ befanden sich die Bulbi in Divergenzstellung, fallweise wurden rechtsseitige (Operation rechts!) Jacksonanfälle beobachtet. Am Tage nach dem Unfall wurde eine Angiographie durchgeführt, welche kein abnormes Ergebnis zeitigte, und anschließend wurde eine bitemporale Dekompression vorgenommen. Am dritten Tag nach dem Unfall wurde eine D. c. nach rechts befundet und die Pupillen waren entrundet, die Lichtreaktion war nur andeutungsweise vorhanden. Weiterhin traten rechts halbseitig Jacksonanfälle auf. Am vierten postoperativen Tag war der Zustand des Patienten verschlechtert, er war bewußtlos, es bestanden Deviationen in der Horizontalebene, jedoch keine D. c. In den folgenden Tagen wurde der Verletzte soporös; zugleich stellte sich die D. c. nach rechts wieder ein und fallweise konnte ein deformierter, dissoziierter Nystagmus gesehen werden. Die Funktionsstörung der D. c. breitete sich nun auf den Kopf aus, auch dieser wich nach rechts ab. Dieser Zustand blieb durch mehr als einen Monat gleich. Mit dem Verschwinden der D. c. nach rechts konnte eine Blickparese nach links festgestellt werden. Innerhalb der folgenden zwei Wochen normalisierten sich die Augenbewegungen. Später kam es zur Defektheilung, der Verletzte blieb arbeitsunfähig.

Fast immer handelt es sich um eine rein horizontale D. c. Ganz selten kann es sich um ein Abweichen nach einer anderen Richtung handeln. Bei einem Patienten trat eine D. c. nach rechts oben auf. Es ist anzunehmen, daß mehr als eine Funktionsstörung, also eine Kombination von Läsionsherden, zu diesem Effekt führte, denn die Verletzung der supranukleären Bahn für den Horizontalblick allein kann solche Abweichungen nicht verursachen.

Die D. c. und ebenso die Blickparesen ohne D. c. kommen nur bei schweren zerebralen Läsionen vor. Mehr als 60 % der Krankengeschichten, in welchen dieses Symptom festgehalten wurde, betrafen Verletzte, welche ad exitum kamen. Trotzdem ist die D. c. kein Symptom, das unbedingt auf eine ungünstige Entwicklung weisen würde. Bei Verletzten mit durch längere Zeit anhaltender D. c. kommen Perioden der Verschlechterung durch Zunahme des Ödems vor. Bei anderen Patienten hingegen verschwindet die D. c., während eine Verschlechterung der Bewußtseinslage eintritt und die Pupillen lichtstarr werden. Die D. c. kann von Deviationen in der Horizontalebene abgelöst werden, und es kommt vor, daß nach dem Abklingen der ungünstigen Periode die D. c. wieder auftritt. Die D. c. setzt ein Erregungsmaß voraus, das über dem der Deviationen liegt. Man kann eher das Verschwinden der D. c. als ungünstige Entwicklung ansehen, wenn gleichzeitig Symptome einer zerebralen Dekompensation zur Beobachtung kommen. Bei allen Patienten, welche ad exitum kamen, konnte die D. c. während der zum Tode führenden Verschlechterung des Zustandes nicht mehr gesehen werden.

Die D. c. ist ein Begleitsymptom einer kortikalen oder subkortikalen Läsion und kann ebenso ein Symptom einer Läsion im Bereich des optisch-vestibulären Schaltsystems des Hirnstammes sein. Die Schwere der Verletzung ist unabhängig von der D. c. nach dem Verlauf zu beurteilen. Es wäre unrichtig, die D. c. als Symptom mit besonderer Bedeutung, die ihr weder prognostisch noch in Hinsicht auf Behandlungsnotwendigkeiten zukommt, herauszugliedern.

Eine weitere nur selten auftretende Augensymptomatik sind *fokale Anfälle* dieser Region. Bei kortikalen Verletzungen des Frontallappens kommt die D. c. als Anfall vor.

Ein Patient bot am vierten Tag nach dem Unfall und der Operation einer raumfordernden linksseitigen subduralen Blutung ein derartiges Anfallsgeschehen. Der Verletzte war somnolent. Fallweise wurde er bewußtlos. Zugleich wurden spontan die Lider geöffnet und es trat eine D. c. nach rechts (Operation links!) auf. Knapp nach Beginn der D. c. kam es zu tonisch-klonischen Zuckungen der Gesichtsmuskulatur. Der Zustand dauerte kurze Zeit, dann war der Patient wieder ansprechbar.

Es ist bekannt, daß die Läsion der Blickbahn eine D. c. zur Herdseite, jedoch ihre Reizung eine D. c. zur Gegenseite verursacht. Die D. c. zur Gegenseite der Läsion im Rahmen eines fokalen Anfalles entspricht daher der Erwartung.
Sehr ähnlich der berichteten Anfallsform kommen auch fokale Anfälle vor, welche nur die Augenlider betreffen.

Bei einem achtjährigen Kind traten zwei Tage nach einer temporobasalen Fraktur mit Liquorrhoe aus dem Ohr linksseitige anfallsartige Klonismen des M. orbicularis oculi auf. Nach diesen Anfällen kam es zu einer vorübergehenden motorischen Aphasie. Sämtliche Erscheinungen bildeten sich zurück, das Kind wurde wieder gesund.

Fokale Anfälle der geschilderten oder auch anderer Form sind als Reizsymptom durch die zerebrale Verletzung zu verstehen und geben keinen Hinweis auf die Prognose. Sie sind der Frühepilepsie zuzuordnen, und diese ist nur eines der Symptome des akuten Stadiums zerebraler Verletzungen. Ein adäquater Reiz kann jedenfalls zu epileptischen Manifestationen führen; wir wissen dies von der Elektroschockbehandlung. Die Frühepilepsie einschließlich der fokalen Anfälle sagt daher nichts darüber aus, ob später mit einer posttraumatischen Spätepilepsie zu rechnen ist. Die Häufigkeit der Spätepilepsie bei Verletzten, welche im akuten Stadium eine Frühepilepsie hatten, ist nicht größer als bei jenen ohne Frühepilepsie.

VERSCHIEDENE ANDERE OKULÄRE STÖRUNGEN

Da Verletzungen jede Gehirnregion betreffen können, ist zu erwarten, daß auch *optische Wahrnehmungsstörungen* vorkommen. Im akuten Stadium, solange Bewußtlosigkeit oder schwere Formen der Bewußtseinstrübung bestehen, können solche Symptome nicht zum Ausdruck kommen. Nur ausnahmsweise, wenn schon Kontaktfähigkeit der Patienten gegeben ist, kann gegen Ende des akuten Stadiums eine derartige Störung beobachtet werden. Da kontusionelle Symptome gute Rückbildungstendenz haben, sind hirnpathologische Ausfälle auch im Spätstadium selten. Ist erst das Ödem abgeklungen, tritt Kompensation ein, und es pflegen die meisten Aphasien und auch andere hirnpathologische Symptomatik sehr rasch zu verschwinden. Nur ausnahmsweise bleiben sie durch lange Zeit und auch dauernd bestehen.

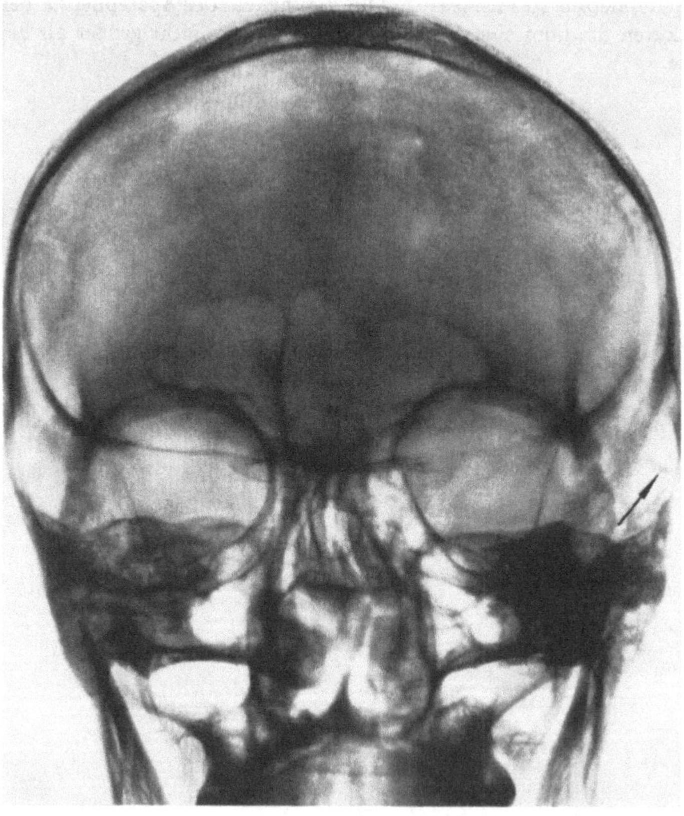

Abb. 34: Posterior-anteriores Röntgenbild. Linksseitig sieht man einen Knochensplitter, der von der Temporalschuppe aus fast rechtwinkelig nach endokraniell ragt.

Ein 53 Jahr alter Verletzter wurde mit einer Schädelhirnverletzung eingeliefert, nachdem er unter die fahrende Straßenbahn geraten war. Die Röntgenbilder wiesen eine Sprengung des linken Schenkels der Lambdanaht auf. Der Patient war bei der Einlieferung bewußtlos. Noch am Unfallstag ging die Bewußtlosigkeit in Somnolenz über und es bestand eine Blickparese nach links. Am zweiten bis vierten Tag nach der Verletzung war der Patient soporös, anschließend somnolent und desorientiert sowie amnestisch aphasisch. Am elften Tag nach der Verletzung gab der Verletzte an, daß er die Gegenstände schräg sehe. Er hielt die Augen geschlossen und vermied es, sie zu öffnen. Eine nähere Analyse war wegen der noch erheblichen Somnolenz nicht möglich. Später, als es dem Patienten besser ging, trat die Störung nicht mehr auf.

Ein zweiter Fall, bei dem Schrägsehen auftrat, soll berichtet werden, obwohl es sich nicht mehr um das akute Stadium gehandelt hat. Im akuten Stadium hätten wahrscheinlich die später auftretenden schweren Folgen durch eine Operation vermieden werden können.

Ein 48 Jahre alter Mann stürzte aus vier Meter Höhe von einem Dach. Er war auf die Dauer einiger Stunden bewußtlos. Im Anschluß an die Bewußlosigkeit war der psychische und neurologische Befund normal; der Patient klagte über keine Beschwerden. Röntgenologisch wurde ein linksseitiger Schädelbruch gefunden, wobei sich ein Splitter der Lamina interna quergestellt hatte, und man mußte annehmen, daß dieser Splitter Gehirngewebe anspießt (Abb. 34 und 35). Durch Tomographie wurde die Lage des Splitters sichergestellt. Er befindet sich in der Gegend des vorderen Anteiles der zweiten Temporalwindung. Die Ansicht des Neurologen, daß der Splitter operativ entfernt werden müsse, stand im Gegensatz zur Auffassung von zwei Unfallchirurgen und einem Neurochirurgen, daß bei normalem neurologischen Befund und Beschwerdefreiheit des Patienten

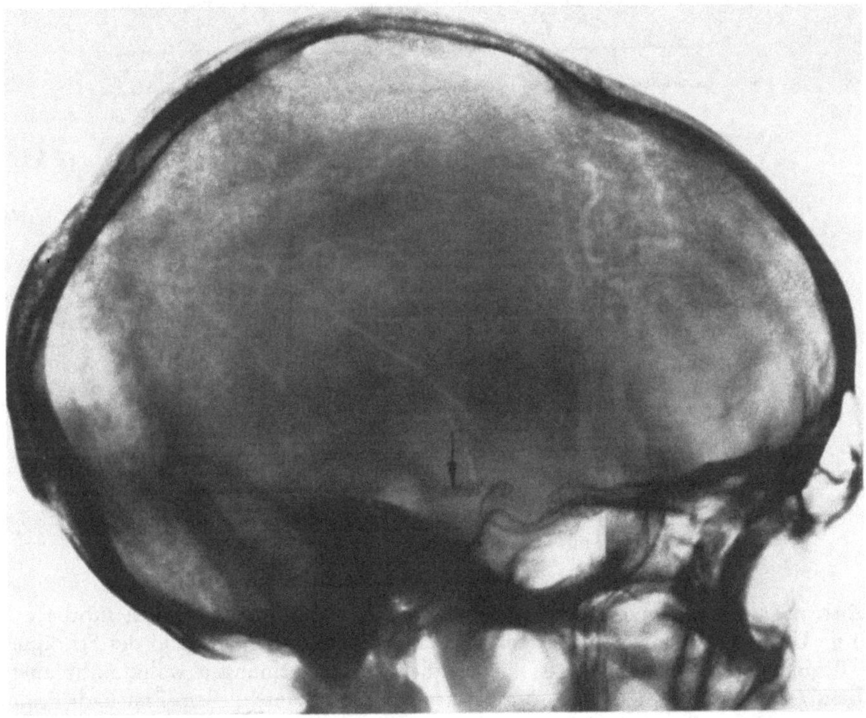

Abb. 35: Seitliches Röntgenbild. Derselbe Fall wie Abb. 34. Links anliegend. Bruch durch das Os parietale und die Temporalschuppe, der bis zur mittleren Schädelgrube verfolgt werden kann. Knapp hinter dem Dorsum sellae sieht man einen Knochensplitter, der in dieser Projektion nach hinten, wie Abb. 34 zeigt, jedoch tatsächlich nach endokraniell ragt.

die Indikation zu einer operativen Revision nicht gegeben sei. Die Operation unterblieb. Etwa ein halbes Jahr nach der Verletzung stellte sich eine posttraumatische Epilepsie ein, die medikamentös nur mäßig gut beeinflußbar blieb. Der Unfall war 1960 und seit 1961 leidet der Patient an epileptischen Anfällen, die in Intervallen von drei bis vier Wochen auftreten. Im Rahmen der Behandlung unmittelbar nach dem Unfall wäre der Patient mit einer Operation einverstanden gewesen; nun kann er sich dazu nicht mehr entschließen und der Erfolg wäre, nachdem das Anfallsleiden schon Jahre dauert, sehr fraglich.

Die Besonderheit der Krankengeschichte ist, daß der Patient eine seltene Form der Aura vor den Anfällen hat. Der Anfall beginnt damit, daß sich das Blickfeld des Patienten nach rechts neigt. Sämtliche Gegenstände sollen etwa 30 Grad geneigt (von rechts oben nach links unten) gesehen werden. Er selbst bleibe aufrecht („Ich stehe gerade in einer schiefen Welt"). Der Patient glaubt, daß dieser Zustand ein bis zwei Minuten anhält, dann werde er schwindlig, es trete Erbrechen auf und er stürze bewußtlos zusammen.

Zweimal konnte ein Anfall beobachtet werden, einmal mit Erbrechen. Beide Anfälle begannen mit rechts halbseitigen fokalen Reizerscheinungen und gingen in Generalisierung über. Ein Anfall trat während einer EEG-Untersuchung auf (Abb. 36). Die starken Muskelstörungen der EEG-Kurve sind durch den Jacksonanfall entstanden. Es handelt sich um eine modifizierte Jasper-Ableitung. Man sieht eine Spitzengruppe, wobei das Maximum über der rechten temporalen Elektrode im 9. Kanal abgeleitet wurde und eine Ausbreitung der Störung bis zur Gegenseite zur Beobachtung kommt.

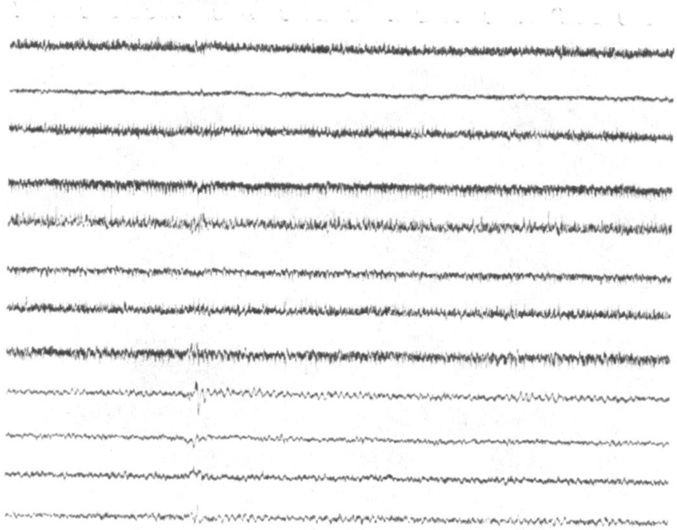

Abb. 36: EEG-Kurve des Falles von Abb. 34 und 35. Modifizierte Ableitung nach Jasper. Spitzengruppe mit Maximum temporal rechts (9. Kanal).

In diesem Falle kann man es als sicher ansehen, daß die röntgenologisch sichtbare Verletzung Ursache des Anfallsleidens ist. Der Patient nimmt den Zustand des Schrägsehens vor Beginn der rechts halbseitigen motorischen Reizerscheinungen wahr, nicht aber die halbseitigen Krämpfe, die sich an die beschriebene Aura anschließen. Erst nach Ende des Anfalles merkt er die durch einige Zeit anhaltende spastische Halbseitenparese rechts. Das Schrägsehen ist als Störung des Körperschemas aufzufassen, wobei bemerkenswert ist, daß das Maß der Neigung nach dem Bericht des Patienten jedes Mal gleich ist und konstant bleibt.

Es ist bekannt, daß das Körperschema von verschiedenen Stellen des Gehirnes aus störbar ist. Im wesentlichen kommen die kortikale Sehregion, die parietookzipitale Übergangsregion, der Thalamus (ebenso der hintere Thalamusstiel), das Vestibularsystem und Hirnstammstrukturen in Frage (I. und K. GLONING, H. HOFF). In diesem Falle ist eine Störung der Integrität des Körperschemas vom Temporallappen aus naheliegend. Es ist daran zu erinnern, daß die kortikale Repräsentanz des Vestibularsystems im Temporallappen vermutet wird. Eine okulogyrische Verbindung zwischen dem Temporallappen und dem System der konjugierten Augenbewegungen ist anzunehmen (S. 59). K. GLONING, der sich mit dieser Materie eingehend befaßt hat, gibt eine umfassende Analyse der Möglichkeiten, solche Störungen zu verstehen. Als einfaches Vorstellungsmuster für solche und ähnliche Symptome kann vor allem auch auf Grund der Erfahrung des berichteten Falles akzeptiert werden, daß Verbindungen zwischen dem Temporallappen entweder über Assoziationsbahnen zur Sehsphäre des Okzipitallappens oder aber direkt zur Formatio reticularis des Mittelhirnes (zweite additive Mischstufe im Sinne DUENSINGS) bestehen, auf welchem Wege die optische Integration störbar ist.
Derartige Symptome sind zwar selten, kommen aber in verschiedenster Form immer wieder vor. Zum Beispiel bot ein Patient mit einer Gehirnkontusion nach Ende des nicht schweren, akuten Stadiums eine Störung der räumlichen Orientierung, die nur im relativ großen (Straßen, Plätze usw.), nicht aber im kleinen Raum (Zimmer, Gänge usw.) zum Ausdruck kam. Fast immer ist eine so weitgehende Analyse wie im oben berichteten Fall nicht möglich, weil die Läsionsgegend nur vermutet werden kann. Der oben berichtete Fall zeigt außer seiner bemerkenswerten Aura, daß man auch bei Verletzungen ohne bei der Untersuchung abgrenzbare zerebrale Ausfälle und ohne subjektive Beschwerden des Patienten Knochenbrüche des Schädels, welche wahrscheinlich zu einer zerebralen Verletzung führen, jedenfalls im akuten Stadium chirurgisch sanieren soll.

Eine der Läsionen des optischen Systems mit dauernd verbleibenden schweren Folgen sind die Verletzungen der Sehbahn mit *Gesichtsfeldausfällen.* Bei Schußverletzungen der Hinterhauptsgegend sind Verletzungen der Sehregion des Okzipitallappens häufig und über diese Läsionen wurde in den letzten Jahren von H. L. TEUBER und Mitarbeitern ausführlich berichtet. Schußverletzungen spielen in unserem Lebensraum seit Ende des 2. Weltkrieges eine untergeordnete Rolle. Bei den meist stumpfen Verletzungen des Friedens haben die Verletzungen der Sehregion einen geringen Stellenwert, und im akuten Stadium sind sie von geringer Bedeutung, denn sie werden von den Patienten durch die Bewußtseinsstörung nicht bemerkt und von den Ärzten nicht festgestellt, weil die notwendigen Untersuchungsmaßnahmen nicht durchführbar sind. Erst nach dem akuten Stadium und vor allem bei Entschädigungsverfahren sind diese Ausfälle von maßgeblicher Wichtigkeit.
Am häufigsten sind die homonymen Hemianopsien, jedoch kommen sehr selten auch bitemporale Hemianopsien (ein Fall im Laufe vieler Jahre) vor, welche durch Risse des Chiasma opticum infolge von Schädelbasisfrakturen, welche in die mittlere Schädelgrube reichen, entstehen. Eine operative Revision ist in einem solchen Falle nicht angezeigt (R. HOUDART und Mitarbeiter). Insgesamt sind hemianopische Ausfälle aller Art weniger ein Problem des akuten als des Spätstadiums der Verletzungen.

Ein seltenes Zustandsbild, das mit einer Hemianopsie verwechselt werden kann, ist die *Pseudohemianopsie*, die durch eine das halbe Gesichtsfeld betreffende Aufmerksamkeitsstörung entsteht. Experimentell läßt sich die Pseudohemianopsie beim Affen durch Exstirpation der Area 8 hervorrufen; sie bleibt durch einige Tage bestehen (J. M. BRUCHER) Nur eine Verletzte unserer Krankenhäuser bot dieses Symptom:

Eine 58 Jahre alte Frau wurde nach einem Verkehrsunfall eingeliefert. Sie soll bewußtlos gewesen sein; bei der Einlieferung war sie erheblich somnolent. Es bestand Anisokorie, die linke Pupille war weiter als die rechte und reagierte träger auf Licht. Sonst wurde keine abnorme Symptomatik erhoben. Röntgenologisch war eine Nahtsprengung des rechten Schenkels der Lambdanaht festzustellen. Von der Nahtsprengung aus verlief eine Fissur nach oben und vorne, eine zweite in die rechte Okzipitalschuppe.
Am Tage nach dem Unfall war die Patientin weiterhin somnolent. Die Pupillen waren gleichweit. Es war ein spontaner Horizontalnystagmus aufgetreten, am ehesten ein Spitzennystagmus. Nach dem Verhalten der Patientin gewann man den Eindruck, daß sie Vorgänge in ihrem rechten Gesichtsfeld nicht wahrnahm. Es gelang auch nicht, sie dazu zu bringen, den Untersucher anzusehen, wenn er rechts stand. Eine orientierende Gesichtsfeldprüfung ließ eine rechtsseitige homonyme Hemianopsie vermuten. Die Verletzte war nicht meningeal; eine Subarachnoidealblutung konnte nicht angenommen werden.
Bei einer Kontrolluntersuchung einige Tage später war das Gesichtsfeld uneingeschränkt und die Patientin beachtete auch Vorgänge auf ihrer rechten Seite. Zugleich wurde eine beidseitige vollständige Anosmie erhoben.

Obwohl der Schädelbruch auf eine okzipitale Verletzung hinweist, dürfte es sich bei der Patientin um eine frontale Kontusion durch Contre coup gehandelt haben. Die vorübergehende scheinbare Hemianopsie dürfte einer Pseudohemianopsie durch eine frontale Kontusion entsprochen haben. Ein weiterer Hinweis auf eine frontale Verletzung ist in der Anosmie zu sehen.

Ein okuläres Symptom des Frühstadiums der Hirnverletzung ist der *Exophthalmus*. Ein Exophthalmus durch Blutungen in die Orbita ist ein häufiges Ereignis und meistens mit einem Brillenhämatom kombiniert. Die Beweglichkeit des Bulbus ist durch das Hämatom nach allen Richtungen eingeschränkt. Die Ursache dieser Bewegunsbehinderung ist so offensichtlich, daß differentialdiagnostische Schwierigkeiten nie auftreten. Innerhalb weniger Tage pflegt sich der durch Hämatom bedingte Exophthalmus zurückzubilden und zugleich wird die Beweglichkeit des Bulbus normal.
Von viel größerer Bedeutung ist der *pulsierende Exophthalmus*. Die Ursache ist eine Fistel zwischen der A. carotis interna und dem Sinus cavernosus. Die Voraussetzung für diese Fistel ist ein traumatischer Einriß der Wand der A. carotis interna oder ein traumatisches Aneurysma dieser Region, das rupturierte. Beide Ereignisse müssen im Bereiche des Sinus cavernosus vor sich gehen. Auch ein beidseitiger pulsierender Exophthalmus kommt vor: In der Weltliteratur dürften 14 derartige Fälle bekannt sein (J. Colas und Mitarbeiter, J. E. Herrero).
Zweifellos ist in einem derartigen Falle operatives Vorgehen notwendig, womit sich K. Holub u. a. befassen. Beachtlich ist, daß dieses okuläre Symptom aus den ältesten Publikationen über Schädelverletzungen ebenso hervorgeht wie aus dem Schrifttum neuesten Datums. In den Wiener Unfallkrankenhäusern, zusammen etwa 300 Betten, ist seit dem Zweiten Weltkrieg kein derartiger Fall vorgekommen. Im Gegensatz zu unserer Erfahrung wurden im gleichen Zeitraum an der Neurochirurgischen Klinik in Santiago (Chile) 31 posttraumatische A. carotis interna – Sinus cavernosus – Fisteln behandelt (L. Basauri und Mitarbeiter).
Gewiß ist der pulsierende Exophthalmus eine sehr bemerkenswerte Verletzungsart, die aktives Vorgehen erfordert, jedoch darf wohl angenommen werden, daß es sich um ein extrem seltenes Vorkommnis handelt. Die Behandlung der Fistel zwischen A. carotis interna und Sinus cavernosus erfordert einen erfahrenen Neurochirurgen. Bei den in der Jetztzeit gegebenen Möglichkeiten dürfte die Transferierung eines solchen Patienten mit Hubschrauber auf eine neurochirurgische Abteilung die sinnvollste Maßnahme sein.
Noch viel seltener als der pulsierende Exophthalmus ist das *unstillbare Nasenbluten*

nach frontobasalen Schädelhirntraumen. Die Ursache ist ein Aneurysma der A. carotis interna, das in die Keilbeinhöhle durchbricht. Zur Verletzungsart gehört eine Orbitafraktur mit Läsion des Sehnerven. Die Blutung muß nicht im akuten Stadium auftreten, sondern ist viele Wochen nach der Verletzung noch möglich, da das traumatische Aneurysma einige Zeit lang standhalten kann bevor es rupturiert. Erst wenn die Aneurysmawand reißt, blutet es in die Keilbeinhöhle und schließlich kommt es auf diesem Wege zu starkem Nasenbluten. Das Nasenbluten kann so stark sein, daß Bluttransfusionen und die Unterbindung der Halsschlagader der betroffenen Seite notwendig werden. Es dürften neun derartige Fälle in der Weltliteratur bekannt sein (J. J. Maurer und Mitarbeiter), in unseren Krankenhäusern kam kein derartiger Fall zur Behandlung.

Eine Erkrankung der gleichen Region ist die *Arachnoiditis opticochiasmatica.* Es treten proliferative Arachnoideaveränderungen der Gegend des Chiasma opticum auf, welche, wenn eine posttraumatische Entstehung anzunehmen ist, in der Regel Folge einer Sehnervenverletzung sind. Obwohl die Ursache mancher Fälle von Arachnoiditis opticochiasmatica Verletzungen sind, gehören sie nicht zum akuten Stadium. In der ersten Zeit nach

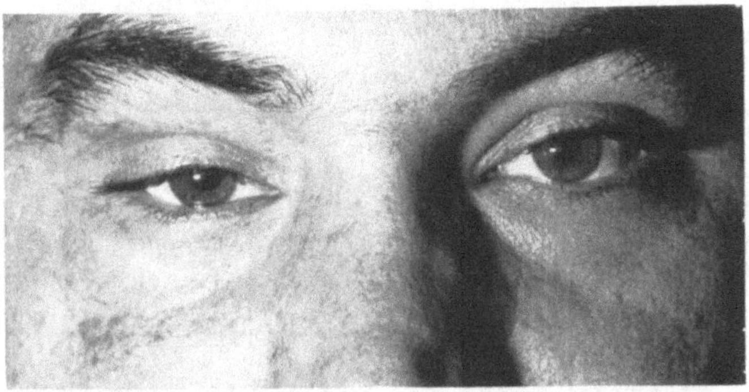

Abb. 37: Dislokation des rechten Augapfels nach kaudal und geringer Enophthalmus durch Brüche des Gesichtsschädels. Die rechte Wange ist eingesunken. Doppelbilder vor allem beim Blick nach oben. Verletzung des 1. und 2. Trigeminusastes derselben Seite. Röntgenologisch ist rechts das Jochbein gebrochen und der Jochbogen nach medial und hinten disloziert. Die vordere und seitliche Wand der rechten Kieferhöhle sind eingedellt. Es handelte sich um einen Motorradsturz, der außerdem zu einer schweren Gehirnkontusion führte.

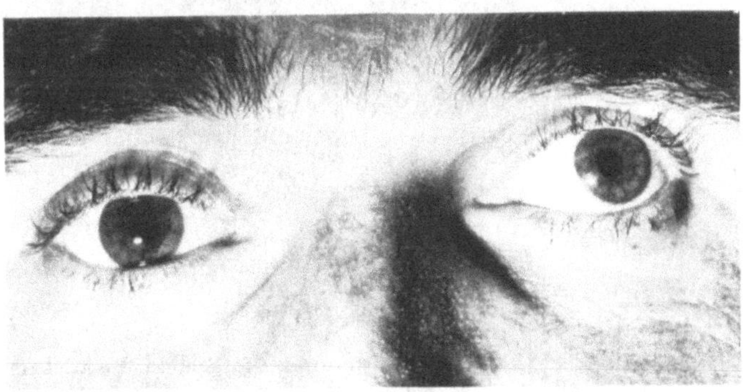

Abb. 38: Derselbe Fall wie Abb. 39. Die rechte Orbita ist nach kaudal disloziert. Zusätzlich besteht eine Parese des rechten N. oculomotorius (vorwiegend Heberparese) und eine Läsion des linken N. opticus sowie eine Anosmie. Unfall durch Sturz vom Dach. Es wurde ein epidurales Hämatom rechts operiert.

dem Unfall läßt sich durch kein Mittel feststellen, ob es zu dieser Krankheit kommen wird. Die meisten Verletzungen dieser Region heilen ohne Arachnoiditis aus; nur in ganz vereinzelten Fällen kommt es zu dieser Komplikation und meist ist dann eine neurochirurgische Intervention zweckmäßig.

Gar nicht selten kommen Bewegungsstörungen der Bulbi und Doppeltsehen dadurch zustande, daß *Knochenbrüche im Bereiche des Gesichtsschädels* zu einer Deformation der

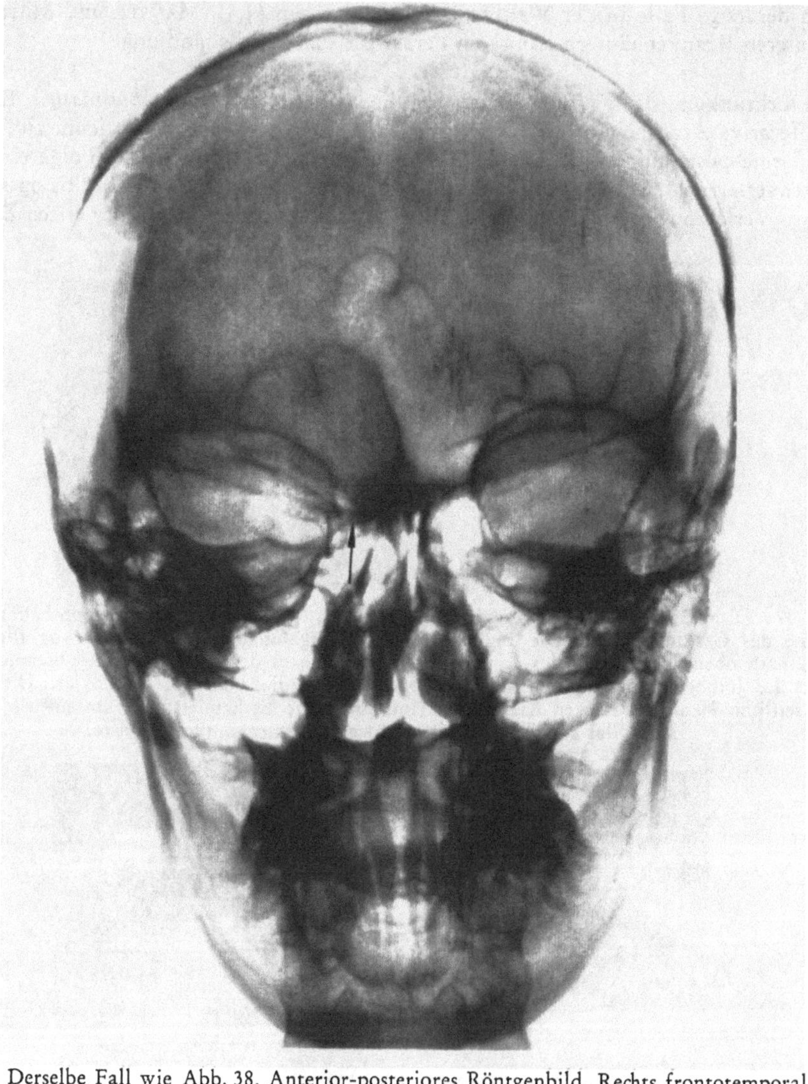

Abb. 39: Derselbe Fall wie Abb. 38. Anterior-posteriores Röntgenbild. Rechts frontotemporal besteht ein Defekt nach Operation eines epiduralen Hämatoms. Gesichtsschädelverletzung mit Dislokation der rechten Orbita nach kaudal. Bruch durch das Planum sphenoidale mit Dislokation des rechten Fragmentes nach kaudal. Deformation der rechten Orbita. (Die Röntgenaufnahme stammt nicht aus der akuten Phase, sondern wurde vor der plastischen Deckung des Defektes aufgenommen.)

Orbita und Dislokation eines Bulbus führen. Die Bilder der Retina beider Augen können nicht mehr zu einem Bild vereinigt werden und es werden zwangsläufig auch dann Doppelbilder angegeben, wenn bei gesonderter Untersuchung der Augen eine Bewegungsstörung des betroffenen Bulbus nicht erkennbar ist. Überdies führen diese Verletzungen oft zu einer Entstellung. Die häufigste Ursache der Dislokation eines Bulbus ist ein Jochbeinbruch mit Verschiebung des Margo infraorbitalis ossis zygomatici (malare Fraktur, A. HUBER), Abb. 37. Diese Brüche können primär reponiert und die Folgen verhindert werden. Es gibt jedoch erhebliche Brüche des Gesichtsschädels (Abb. 38 und 39), die mit schweren Schädelhirnverletzungen kombiniert sind, bei welchen eine Korrektur durch den lange Zeit dauernden schweren Allgemeinzustand nicht erzielbar ist. Gerade die schweren Orbitaverletzungen sind häufig mit der Läsion eines Sehnerven und manchmal auch mit Augenmuskelparesen verbunden.

Eine Vielzahl okulärer Verletzungen wurde hier deshalb nicht berücksichtigt, weil sie gänzlich in das Arbeitsgebiet des Augenarztes gehören und das Mitwirken des Nervenarztes keinen wesentlichen Beitrag leistet.

ANATOMISCHE KORRELATE

Viel schwieriger, als zu erwarten wäre, ist es, anatomische Korrelate anzugeben. Fast jeder Verletzte, der in unseren Krankenhäusern stirbt, wird obduziert. Es wurde schon erwähnt, daß es sich um forensische Obduktionen handelt, die nicht das Ziel haben, beobachtete Symptome aufzuklären, sondern bei diesen Obduktionen wird aus forensischer Sicht der Todesursache nachgegangen. Man erfährt zwar ein gegebenenfalls nicht diagnostiziertes Hämatom, das operierbar gewesen wäre, bleibt aber enttäuscht, wenn man eine Analyse der klinisch erhobenen Symptomatik erwartet.

Bei Anwendung der Echoenzephalographie, Angiographie und Durchführung von Probetrepanationen sind übersehene Hämatome eine große Seltenheit.

Einmal wurde ein frontales epidurales Hämatom übersehen; der Fehler wäre vermeidbar gewesen. Der Verletzte bot ein hysteriformes Bild und nur dieses war der Anlaß, den Nervenarzt zuzuziehen. Bei der nervenärztlichen Untersuchung war der Patient schon soporös und wurde rasch bewußtlos. Die sofort durchgeführte Probetrepanation blieb erfolglos, weil das frontale Probebohrloch nicht ausreichend weit vorne war, um das Hämatom aufzudecken. Der Bericht über den hysteriformen Zustand bei der Aufnahme hätte, obwohl er nicht mehr gesehen wurde, richtig verstanden werden sollen. Zweifellos hat es sich um frontale psychische Störungen gehandelt und ein entsprechender Hinweis an den Chirurgen, daß die A. meningea anterior betroffen sein kann, hätte den Mißerfolg vermieden. In analoger Weise wurde bei einem zweiten Fall ein epidurales Hämatom der A. meningea posterior verkannt und der Patient wurde verloren. Der dritte Fall, bei dem die Diagnostik unzureichend war und die Obduktion den Fehler aufdeckte, war der Patient von Abbildung 40.

Der Verletzte war bei der Einlieferung bewußtlos und die Symptomatik, welche er bot, war symmetrisch. Es wurden beidseitig mehrere Bohrlöcher angelegt. Es ergab sich eine ausgedehnte subdurale Blutung rechts, jedoch kein abnormer Befund links. Bei der Obduktion wurde eine ausgedehnte Massenblutung im Bereiche der inneren Kapsel und der Stammganglien links gefunden. Die auffällige Symmetrie der klinischen Symptomatik hätte die Möglichkeit einer intra-

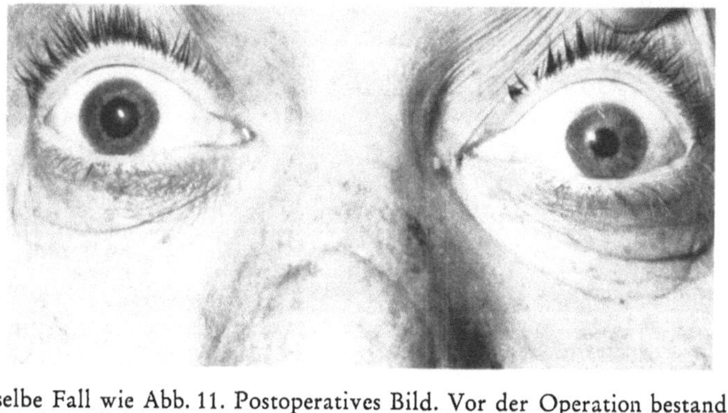

Abb. 40: Derselbe Fall wie Abb. 11. Postoperatives Bild. Vor der Operation bestand ein ophthalmoplegisches Syndrom. Beidseitige Probetrepanation: Rechts ergab sich ein ausgedehntes subdurales Hämatom, links kein abnormer Befund. Postoperativ trat eine Erweiterung der rechten Pupille auf, beide blieben lichtstarr. Geringe Divergenzstellung der Bulbi. Exitus noch am Unfalltag. Bei der Obduktion wurde links eine ausgedehnte Massenblutung der Stammganglien aufgedeckt.

zerebralen Blutung links nahegelegt, da extrazerebral keine bestand. Durch Punktionen mit der Cushingnadel, welche unterblieben, wäre die Massenblutung aufzudecken gewesen.

Bei allen übrigen Blutungen, welche klinisch nicht diagnostiziert wurden, handelte es sich um unerhebliche Fissurenblutungen, subarachnoideale und subdurale Blutungen, welche viel zu geringe Tiefenausdehnung hatten, um für schwerwiegende klinische Symptomatik verantwortlich gemacht werden zu können.

Die Korrelation der klinischen Symptomatik zu anatomischen Veränderungen muß sich vorwiegend auf Literaturangaben stützen. Bei der Durchsicht der sehr umfangreichen Literatur zeigt sich, daß bei zahlreichen histologisch genauest untersuchten Fällen die klinischen Angaben unverhältnismäßig knapp sind. Umfangreiche mikroskopische Analysen eines oft sehr großen Materials werden äußerst unzureichenden klinischen Krankengeschichten gegenübergestellt (E. Katzenstein u. a.). Andererseits gibt es ebenso umfangreiche klinische Darstellungen, ohne daß histologische Belege vorliegen, meist weil es sich um Verletzte handelte, welche überlebten. Publikationen, die eingehende klinische Krankengeschichten histologischen Befunden gegenüberstellen, sind nicht allzu zahlreich.

Die Korrelation der klinischen Symptomatik Hirnverletzter auf Grund genauer Krankengeschichten zu histologischen Befunden ist ein zu einem großen Teil unbearbeitetes Gebiet und von solchen Arbeiten sind in Zukunft noch wesentliche Aufschlüsse zu erwarten. Die Voraussetzung sind Krankengeschichten, die mehr als nur einen Überblick über den Verlauf bieten. Nur eine echte Dokumentation hat Aussicht, verwertbare Ergebnisse zu zeitigen. Der Arzt muß während der Untersuchung den Befund diktieren können (Sekretärin bei der Visite oder Diktaphon) und der Verlauf ist auf diese Weise zeitlich definiert und ohne Veränderung durch das Gedächtnis festzuhalten. Diese Methode ist zwar relativ kostspielig, jedoch die einzige, die eine ausreichend exakte Dokumentation ohne unzumutbare zeitliche Belastung des Arztes ermöglicht. Ferner ist ein enger Kontakt des klinisch arbeitenden Arztes mit dem Histologen, dem die offenen Probleme des Krankenhausalltages nicht immer so geläufig sein müssen, notwendig.

Anatomische Hinweise müssen aus den vorerst geschilderten Gründen aphoristisch bleiben und es ist zu hoffen, daß gerade der Gesichtspunkt der anatomischen Korrelate in den nächsten Jahren entscheidende Bereicherungen erfahren wird.

Aus den histologischen Befunden von Gehirnen nach Verletzungen geht hervor, daß die erhobenen Gewebsveränderungen verschiedenes Alter haben, also nur teilweise zugleich mit dem Unfall entstanden sein können. Es ist eindeutig, daß ein großer Teil der Strukturveränderungen sekundär auftritt. Vielfach stehen die Läsionen, die direkt durch den Unfall entstanden sind, weitaus im Hintergrund; die reaktiven sekundären Hirnschäden sind für die Pathogenese der klinischen Symptomatik nach ihrer Art und Ausdehnung gegenüber der primären Verletzung im Vordergrund (K. Jellinger, N. Müller u. a.).

Durch die Verletzung selbst können Rindenprellungsherde, Blutungen in die Gehirnsubstanz und Gewebszerreißungen entstehen. Es können autoptisch ausgedehntere und zahlreichere Verletzungsherde gefunden werden, als nach den klinischen Befunden vermutet werden kann. Ein wesentlicher Teil der Verletzungsherde, manchmal alle, können klinisch stumm sein. Umgekehrt kommt es vor, daß die primären Verletzungen, wie schon angegeben, im Hintergrund stehen und vorwiegend sekundäre Veränderungen gefunden werden. Vor allem für die appallischen Syndrome wird dies angegeben. Es werden unvollständige, umschriebene Gewebsnekrosen beschrieben. Selbst ein sequesterartiger Zerfall weißer Substanz nach Art einer „aseptischen Autolyse“ wird beobachtet. Ebenso kommen sekundär entstandene Blutungsherde und rote Erweichungen vor (J. Jellinger, E. Katzenstein). Bezüglich des Systems der konjugierten Augenbewegungen ist beachtenswert, daß Nekrosen in der Formatio reticularis in der Hälfte der Befunde nach apallischen Syndromen aufscheinen. Im Bereiche der medianen und paramedianen Strukturen des

Tegmentum werden Entmarkungsherde und Nekrosen beschrieben, die JELLINGER als „Pseudomalazien“ bezeichnet.

Nach der Art der Veränderungen wird angenommen, daß eine Gefäßkompression durch endokranielle Drucksteigerung ursächlich nicht ausreichend ist. Es sind zusätzliche Faktoren, Blutdruckabfall, schlechte Atmung, unzureichende Sauerstoffversorgung verantwortlich zu machen.

Es ist daran zu erinnern, daß die Prognose isolierter Schädelhirnverletzungen wesentlich günstiger ist, als beim Vorliegen schwerer Nebenverletzungen. Durch die Gewebszerstörung an verschiedenen Körperstellen, den Blutverlust und die oft genug behinderte Atmung (Brustkorbprellung, Rippenbrüche usw.) ergeben sich zusätzliche Faktoren, welche die vaskuläre Versorgung des Gehirnes kontinuierlich und auch fallweise ungünstig beeinflußen. Trotz Bluttransfusionen pflegt häufig gerade während des akuten Stadiums der Sauerstofftransport (Hämoglobin) unzureichend zu sein. Es kommt zu PH- und Elektrolytverschiebungen, welche medikamentös nicht immer schnell genug ausgeglichen werden können. Es entwickelt sich ein Hirnödem, und wie wir vom klinischen Verlauf her wissen, manchmal auch sekundär, Tage nach der Verletzung. Aber selbst wenn wir klinisch keinen sicheren Anhaltspunkt für ein Ödem finden, pflegt autoptisch das Ödem vorzuliegen (N. MÜLLER). Besteht keine tiefe Bewußtlosigkeit mehr, können heftige Schmerzen die Atmung verschlechtern. Brustkorbprellungen haben zwar eine sehr gute Prognose, sind aber in den ersten Tagen äußerst schmerzhaft und verhindern eine ausreichende Atmung. Atmungsstörungen sind auch für den behinderten venösen Abfluß verantwortlich zu machen.

Die Feststellung der Pathologen, daß die Sekundärveränderungen keineswegs für traumatische Einflüsse allein signifikant sind, vielmehr in gleicher Weise bei verschiedensten zerebralen Läsionen, welche zu Sauerstoffmangel führen, z. B. bei der Kohlenmonoxydvergiftung, Infektionskrankheiten usw. zu finden sind, haben für den Kliniker Bedeutung. Es wurden nur einige häufig wirksame Beispiele angeführt, welche einen entscheidenden Einfluß auf die ausreichende Sauerstoffversorgung des Gehirnes haben können. Durch diese Faktoren wird das zerebrale Ödem gefördert und die Ernährung des Gewebes unzureichend. Es ist ferner mit abnormen Reaktionen der zerebralen Gefäße zu rechnen, mit schlechtem venösen Abfluß und mit gestörten Strömungsverhältnissen in den Kapillaren. Nicht zuletzt führt die multifaktoriell entstandene ungünstige Ernährungssituation gemeinsam mit dem gesteigerten endokraniellen Druck zur Störung der Liquorschranke und manche Sekundärschäden in der Umgebung der Liquorräume sind auf diese Weise zu erklären.

Für den am Krankenbett arbeitenden Arzt ist das Ergebnis alarmierend, daß viele Verletzungen des Gehirnes nicht nur überlebt werden könnten, sondern oft keinen wesentlichen Dauerschaden verursachen müßten. Die Sekundärschäden entscheiden oft den ungünstigen Verlauf. Diese von Histologen stammenden Erkenntnisse finden in den Krankengeschichten volle Bestätigung. Werden Verletzte, die nicht nur an den Folgen der Gehirnverletzung verstorben sind, ausgesondert und wird eine Sichtung in Hinsicht auf Sekundärschäden vorgenommen, zeigt sich, daß ein Fünftel der Fälle einen durchgehend ungünstigen Verlauf nahm und schon am Unfallstag die ungünstige Prognose abzusehen war. Fast alle Verletzten mit dieser Verlaufsform starben in der ersten Woche nach dem Unfall; die längste Überlebensdauer betrug 17 Tage. Man kann nicht sicher sagen, daß bei diesen Patienten keine Sekundärschäden auftraten, es ist nur anzugeben, daß der klinische Verlauf keinen realen Hinweis für ihr Auftreten gibt. Wahrscheinlich sind auch bei diesen Verletzten Sekundärschäden entstanden, denn allein die Tatsache, daß die Verletzung vorerst überlebt wird und erst Tage später der Tod eintritt, weist auf eine ungünstige Wendung des Verlaufes.

Bei vier Fünftel der Fälle weisen verschiedene Momente des klinischen Verlaufes auf Sekundärschäden hin. Bei der Hälfte davon trat zu einem konkreten Zeitpunkt eine Verschlechterung ein, die praktisch immer auch in der Augensymptomatik Ausdruck fand. Die Verschlechterung ergab sich bei der Mehrzahl innerhalb der ersten Woche und oft wenige Tage vor dem Exitus. Noch signifikanter sind die Verläufe, bei denen eine eindeutige Besserung eintrat, die Bewußtseinslage günstiger wurde, die Pupillen wieder Lichtreaktion zeigten und dann erst die Verschlimmerung kam (fast ein Drittel der Krankengeschichten). Bei einzelnen Verletzten geht aus der Krankengeschichte zweimalige Besserung und Verschlimmerung hervor, bevor sich eine endgültig ungünstige Entwicklung einstellte. Als Besserung bzw. Verschlechterung wurden jeweils nur Befunde und nicht die üblichen Schwankungen des Allgemeinzustandes gewertet. So ist der Übergang vom Koma zur Somnolenz, das neuerliche Auftreten der Lichtreaktion der Pupillen, das Verschwinden dissoziierter Augenbewegungen usw. als Besserung und umgekehrt der Übergang spontaner konjugierter in dissoziierte Augenbewegungen, das Auftreten von Lichtstarre der Pupillen usw. als Verschlechterung anzusehen.

Wenn nun die klinische Symptomatik rekapituliert wird, so steht an der Spitze der Symptome, welche auf eine ungünstige Prognose hinweisen, das ophthalmoplegische Syndrom. Fast ausnahmslos tritt es nicht zugleich mit dem Unfall auf, sondern entwickelt sich erst kurze Zeit vor dem Exitus; der Schwerpunkt seines Auftretens liegt am Tage vor dem Ableben der Verletzten. In pathologischen Befunden werden häufig Sekundärschäden, jedoch fast nie traumatische Veränderungen der medianen Formatio reticularis des Mittelhirnes und des Pons beschrieben. Dieser Befund wäre demnach zu den grundsätzlich vermeidbaren sekundären zerebralen Schäden zu zählen. Wie früher ausgeführt, sind Läsionen gerade dieser Region für die verschiedenen Stadien und Formen der Ophthalmoplegien verantwortlich zu machen. Aber auch viele andere Augensymptome, die vorwiegend bei ungünstig verlaufenden Fällen zur Beobachtung kommen, die Divergenzstellung der Bulbi, die Hertwig-Magendiesche Schielstellung, der dissoziierte zentrale Nystagmus und die dissoziierten Deviationen treten im Rahmen klinischer Verschlimmerungen auf und entsprechen mit größter Wahrscheinlichkeit günstigstenfalls vorübergehenden und im ungünstigen Falle verbleibenden sekundären Ernährungsstörungen von Hirnstammstrukturen. Zuletzt sei noch auf eine histologische Feststellung verwiesen: Die sekundären zerebralen Läsionen sind zwar verschiedenen Alters, die Mehrzahl dürfte aber schon kurze Zeit nach der Verletzung entstehen (N. Müller).

ZUSAMMENFASSUNG

Die Bearbeitung der Augensymptomatik ging davon aus, daß die heute verbreitete technische Medizin im akuten Stadium der Hirnverletzungen nur begrenzte Hilfe leistet. Oft ist nicht genug Zeit vorhanden, Laboratoriumsuntersuchungen durchzuführen; die Entscheidungen müssen rascher gefällt werden.

Es wurde versucht zu zeigen, daß allein die Augensymptomatik zahlreiche wertvolle diagnostische und prognostische Hinweise gibt, die manchmal in ihrer Wertigkeit vielen Laboratoriumsbefunden sogar überlegen sind.

Zuletzt wurde versucht, die klinischen Befunde wesentlichen autoptischen Ergebnissen gegenüberzustellen. Von Hirnverletzten, welche den Unfall überleben und in unsere Behandlung kommen, sterben bei unserem Patientenmaterial durchschnittlich weitere 40%. Zum weitaus größten Teil sterben die Verletzten an Sekundärschäden, die während der Zeit auftreten, in der wir die Behandlung in der Hand haben. Es ist ferner zu bedenken, daß keineswegs alle überlebenden Verletzten gesund werden, vielmehr behält ein hoher Prozentsatz dauernde Schäden und Behinderungen. Zweifellos spielen bei den Überlebenden Sekundärschäden eine ähnliche Rolle wie bei Verletzten, welche ad exitum kommen, da wir die Behandlung stets nach gleichen Grundsätzen durchführen.

So gering die Leistung der technischen Medizin für die rasche Indikationsstellung in der akuten Phase des Schädelhirntraumas ist, so sehr ist eine Abhilfe der grundsätzlich vermeidbaren Sekundärschäden des Gehirnes vorwiegend von der Seite der technischen Medizin zu erwarten.

Wir neigen heute sehr dazu, mit eingreifenden Maßnahmen zuzuwarten, wenn dies vertretbar erscheint. Ist nach der Echoenzephalographie, der eventuell vorgenommenen Angiographie und auf Grund des klinischen Befundes kein operierbares Hämatom anzunehmen, warten wir zu. Bei tiefer Bewußtlosigkeit wird eine Tracheotomie vorgenommen und die Sauerstoffversorgung sichergestellt. Ferner werden Infusionen gegeben und Kontrollen des Elektrolythaushaltes veranlaßt. Verschlechtert sich der Zustand, besonders bei ungünstiger Atmung, wird gegebenenfalls eine bitemporale Dekompression durchgeführt. Es ist sehr wahrscheinlich, daß wir mit unserer Tendenz des Zuwartens zumindest teilweise zu spät kommen. Ist eine Verschlimmerung klinisch manifest, sind zerebrale Sekundärschäden schon vorhanden. Wir können zwar noch ein Überleben unserer Patienten erreichen, jedoch mit einem gewissen Maß an Defektheilung ist in einem derartigen Falle zu rechnen.

Es sind eine Reihe Symptome, welche allein genügen, um die Gefahr des Auftretens von Sekundärschäden absehen und als Alarmzeichen einer zerebralen Dekompensation erkennen zu können. An der Spitze ist die Bewußtseinslage zu nennen. Bewußtlosigkeit und Sopor langer Dauer sind Zustände, bei denen die weitere zerebrale Kompensation als äußerst unsicher anzusehen ist.

An zweiter Stelle ist die Kombination schwerster Bewußtseinsstörungen mit den Zeichen des Hirnödems zu nennen (Mittelhirnsyndrom durch Einklemmung im Tentoriumschlitz mit motorischer Unruhe und Streckkrämpfen; Greif- und Atzreflex usw.). Parallel den genannten Symptomen ist gleichwertig die Augensymptomatik anzuführen. Vor allem wird der Befund beidseitig lichtstarrer Pupillen in der Regel nicht ausreichend ernst genommen. Selten genug ist für die beidseitige Lichtstarre der Pupillen eine periphere Ursache verantwortlich zu machen. Fast immer muß man mit einer Läsion im zentralen Grau des Mittelhirnes rechnen, und diese Läsion ist ein Sekundärschaden und kaum je eine, die direkt durch die Verletzung entstand. Von diesem häufigsten Augensymptom Schwerverletzter wären alle okulären Ausfälle bis zu den nur vorübergehenden Funktionsstörungen, wie die Deviationen, zu beachten, die alle einen mehr oder weniger verläßlichen Hinweis auf schon erfolgte oder drohende Sekundärschäden geben.

Es ist zu bedenken, daß selbst die fast immer nur vorübergehend zur Beobachtung kommenden Deviationen einen Nachweis einer zumindest äußerst labilen zerebralen Kompensation und oft schon einer Dekompensation geben.

Es wurde versucht, in den entsprechenden Kapiteln die am häufigsten vorkommenden Symptome anzuführen und so weit als möglich zu analysieren. Eine derartige Darstellung kann der Realität niemals gerecht werden, denn wir haben stets nur Einzelfälle zu behandeln, die selten einem Schema vollständig entsprechen. Es wurde z. B. auf zwei Möglichkeiten beidseitiger Mydriasis hingewiesen. Häufig sehen wir diesen Befund ante exitum und manchmal im Rahmen eines Schocksyndroms bei leichter Verletzten. Es ist aber durchaus damit zu rechnen, daß eine beidseitige Mydriasis mit seitengleich weiten Pupillen oder auch mit einer geringen Anisokorie bei beidseitigen Hämatomen vorkommt. Der Einzelfall, der nicht dem häufigen Schema zugeordnet werden kann, ist jeweils sinngemäß zu analysieren.

Es soll ein weiteres Beispiel angeführt werden, das zeigt, wie wenig die Anlehnung an eine Schematik am Platz ist. Eine mäßige Anisokorie kann konstitutionell und bedeutungslos sein. Die Verletzung eines Sehnerven kann ebenso eine Anisokorie verursachen, und man muß damit rechnen, daß ein starkes Brillenhämatom das Erheben der amaurotischen Pupillenstarre verhindert. Die Anisokorie kann durch lokalen Schmerz entstehen und ist in diesem Fall ebenso nicht von weittragender Bedeutung wie die konstitutionelle. Auch ein asymmetrisches Hirnödem kann zu einer Anisokorie führen. Bei vielen Hämatomen, die sofort operiert werden, muß nicht mehr als die mäßige Anisokorie zur Beobachtung kommen, wobei die weitere Pupille, jedoch auch die engere, ein Vorstadium einer Mydriasis sein kann, die in Entwicklung begriffen ist.

Das gleiche Symptom kann eine sehr verschiedene Bedeutung haben. Warten wir nur zu, wird es kaum vermeidbar sein, zweckmäßige Maßnahmen erst dann einzuleiten, wenn Sekundärschäden schon vorhanden oder in Entwicklung begriffen sind. Alle Maßnahmen, welche Aussicht haben, eine Besserung zu bringen, sollten daher zu einem Zeitpunkt durchgeführt werden, zu dem sie noch nicht dringend sind.

Die Frage der konstitutionellen Anisokorie kann manchmal durch den Vergleich mit einem Legitimationsfoto entschieden werden. Ist der Patient bei klarem Bewußtsein, der neurologische Befund normal und weist das Mittellinienecho keine Dislokation auf, wird das Zuwarten zu vertreten sein. Besteht eine Anisokorie durch die Verletzung eines Sehnerven, ist wiederum die Bewußtseinslage entscheidend. Ist der Verletzte bei klarem Bewußtsein, wird er den Visusverlust mitteilen können. Besteht jedoch zugleich eine Störung der Bewußtseinslage, wird die Diagnostik und die Entscheidung über die Operationsindikation wie beim Verdacht auf eine raumfordernde Blutung zu erfolgen haben. Wiederholt konnten raumfordernde Hämatome auf der Seite der Amaurose operiert werden. Die Annahme einer Anisokorie durch lokalen Schmerz kommt höchstens bei geringen Bewußtseinstrübungen in Frage, und hier wird ebenso wie bei der konstitutionellen Anisokorie vorzugehen sein. Beim asymmetrischen Hirnödem ist die Beurteilung durch die Gesamtheit des Befundes möglich und darauf wird noch einmal eingegangen. Das raumfordernde Hämatom, auch wenn es erst in Entwicklung begriffen ist, erfordert eine sofortige Operation. Je kürzer eine Compressio cerebri besteht, desto günstiger ist die Prognose auf weite Sicht. Bei vielen Verletzten ist das Hämatom durch ein positives Resultat bei der Echoenzephalographie ausreichend wahrscheinlich gemacht. Manchmal weist ein Bruchspalt, der die Furche der A. meningea media kreuzt oder der bis zum Foramen spinosum verfolgt werden kann, auf ein epidurales Hämatom hin. Sollte eine rasche Progredienz vorliegen und die Durchführung einer Angiographie aus Zeitmangel nicht angezeigt sein, ist das Anlegen beidseitiger Probebohrlöcher sicher zweckmäßiger als das Zuwarten.

Aus diesen Beispielen geht ebenso wie aus dem Kapitel über die Pupillensymptomatik (S. 7) hervor, daß es keinen Pupillenbefund gibt, der für eine bestimmte Verletzungsart charakteristisch ist. Eher als die Läsion und deren Lokalisation kann man aus dem Pupillenbefund das Stadium der nutritiven Kompensation und das Maß des Hirnödems ablesen. Wie S. 28 angegeben wurde, ergibt sich eine Stufenleiter von noch reagierenden Pupillen bis zum ophthalmoplegischen Syndrom. Solange die Pupillen wenigstens einseitig noch erhaltene Lichtreaktion aufweisen, ist die Hirnstammernährung noch nicht gänzlich dekompensiert. Die beidseitige Lichtstarre der Pupillen ist ein ernstes Zeichen von Ernährungsstörungen und beim ophthalmoplegischen Syndrom muß man, obwohl einzelne Verletzte überleben, mit schweren, höchstens teilweise reversiblen Sekundärschäden im Mittelhirn und im Pons rechnen. Kommt ein Lagophthalmus ohne schon vorher bestandene periphere Fazialislähmung dazu, handelt es sich um weit kaudale Herde, die schon in jenem Teil der Strukturen der Formatio reticularis sind, die die Atmung und den Kreislauf integrierend regulieren. Es läßt sich aus dem Verlauf der Augensymptomatik von geringen Veränderungen bis zum ophthalmoplegischen Syndrom das Maß und weitgehend auch die Lokalisation der nutritiven Gehirnschäden ablesen, die vorwiegend durch das Hirnödem, aber auch durch Abflußstörungen, schlechte Atmung usw. entstanden sind. Es ist zu betonen, daß diese Symptomatik ganz unabhängig davon beobachtet wird, ob es sich um ein epidurales Hämatom mit luzidem Intervall oder etwa eine geschlossene Gehirnkontusion mit vom Anfang an bestehender Bewußtlosigkeit handelt. In jedem derartigen Fall kommt diesem Verlauf die gleiche Wertigkeit zu.

Die meisten Bewegungsstörungen der Bulbi, viele Sekundärlähmungen der Hirnnerven, der Nystagmus, die Deviationen usw. treten im Rahmen dieses Verlaufes, bzw. während der Entwicklung des ophthalmoplegischen Syndromes auf. Wenn es nicht zur Entwicklung eines ophthalmoplegischen Syndromes kommt, können wir nur schließen, daß die Ernährungssituation des Gewebes nicht so ungünstig wurde und vielleicht unsere Maßnahmen ausreichend wirksam waren. Die Bewegungsanomalien der Augen sind in der Regel keine selbständige Funktionsstörung, sondern haben den Stellenwert von Zwischenstadien. Einige eher seltene Symptome sind auszuklammern, weil sie nicht mit Läsionen des Systems der konjugierten Augenbewegungen direkt zusammenhängen, so etwa der Nystagmus, der durch Labyrinthverletzung beim Bruch einer Pyramide auftritt, oder etwa die anfallsartige Déviation conjuguée bei Läsion des frontalen Adversivfeldes. Bei der Mehrzahl spontaner abnormer Bewegungsmechanismen der Bulbi wird man nicht fehlgehen, sie als Zeichen einer Funktionsstörung im Bereiche des optisch-vestibulären Systems anzusehen und daraus den Schluß zu ziehen, daß eine Dekompensation der Ernährung dieser Hirnstammregion zumindest droht.

Die Erfolge der Behandlung Hirnverletzter in den letzten Jahren zeigen, daß der richtige Weg beschritten worden sein dürfte. Es gelingt heute viel häufiger als früher, schwer Hirnverletzte am Leben zu erhalten. Allerdings sind die Erfolge nicht immer befriedigend, wenn z. B. an das apallische Syndrom gedacht wird. Aber gerade beim apallischen Syndrom werden vorwiegend Sekundärschäden gefunden, d. h. grundsätzlich vermeidbare Veränderungen, die nicht durch den Unfall selbst entstanden sind. In diesem Zusammenhang ist daran zu erinnern, daß die Sekundärschäden wohl verschiedenes Alter haben, zum Großteil aber doch kurze Zeit nach der Verletzung entstehen. Wir müssen nach dieser Erfahrung der Pathologen unsere Bemühungen auf das perakute Stadium konzentrieren.

Im Rahmen der Entwicklung des ophthalmoplegischen Syndromes ist der gegebene Zeitpunkt für alle Anstrengungen, welche die moderne Intensivpflege bietet, der, zu dem die Pupillen noch nicht lichtstarr sind. Besteht aber schon Lichtstarre der Pupillen, kann kein Zweifel bestehen, daß sämtliche Maßnahmen, die zur Verfügung stehen, angezeigt sind.

Es ist hier nicht beabsichtigt, die Möglichkeiten der Intensivpflege darzulegen, wohl aber sollen Schwierigkeiten erwähnt werden. Schädelhirnverletzte haben sehr oft Knochenbrüche der Extremitäten und auch Verletzungen im Bereiche des Rumpfes. Es ist manchmal fast unentscheidbar, ob alles darangesetzt werden soll, die zerebrale Kompensation zu erhalten und die übrigen Verletzungen zu vernachlässigen oder umgekehrt. Ein Zugleich ist oft undurchführbar. Die Versorgung der von der Hirnverletzung unabhängigen Verletzungen kann unaufschiebbar sein, wenn Blutungen bestehen. Es bleibt bei manchen Verletzten nichts anderes übrig, als bei gegebener Situation das Optimum anzustreben.

Andererseits ist es keine Seltenheit, daß neben dem Schädeltrauma keine Verletzungen bestehen. Obwohl in diesem Falle alles unternommen wird, die zerebrale Läsion zu behandeln, können Sekundärschäden auftreten. Diese Verläufe und jene, bei denen es nach eindeutigen Besserungen zu Verschlimmerungen kommt, zeigen, daß die Behandlungen nicht ausreichen, die Perfektionierung noch aussteht, und es durchaus berechtigt ist, weitere neue Wege zu suchen.

Im Bemühen, den endokraniellen Druck, der durch das Ödem entsteht, zu vermindern, wird vielfach die bitemporale Dekompression durchgeführt. Meistens wird diese Operation zu einem Zeitpunkt vorgenommen, zu dem Sekundärschäden schon eingetreten sind. Die Erfolge sind dann nicht überzeugend. Bei manchen Verletzten, wenn man sich frühzeitig zur Operation entschlossen hat, ist ihr günstiger Einfluß eindeutig. Am Tage nach der Operation kann die Augensymptomatik die Besserung anzeigen. Solange keine bessere Methode zur Verfügung steht, sollte die bitemporale Dekompression möglichst frühzeitig durchgeführt werden. Es handelt sich allerdings um eine zumindest vorerst verstümmelnde Maßnahme, die nur solange akzeptabel ist als dieser Operation überlegene Methoden nicht entwickelt sind.

Da im Rahmen der optischen Wahrnehmungsstörungen eine Krankengeschichte berichtet wurde, bei der zu geringe chirurgische Aktivität zu einer ungünstigen Entwicklung führte, soll dieses Problem noch einmal angeführt werden. Bei diesem Fall (S. 89) bestand anfangs keine okuläre Symptomatik. Allein der ins Gehirn ragende Knochensplitter, der Ursache für eine spätere Epilepsie war, ergab die Operationsindikation. Diese Krankengeschichte wird deshalb zuletzt in Erinnerung gebracht, damit die Vielfalt der Indikationsstellungen für therapeutisches Eingreifen charakterisiert wird und nicht der Eindruck aufkommt, daß die Augensymptomatik allein maßgeblich sei. Man könnte viele andere Probleme, die Liquorrhoe, Pneumenzephalie, endokranielle Fremdkörper usw. anführen. Der Häufigkeit nach ist die Beobachtung und Wertung der Augensymptomatik jedoch einer der wichtigsten Gesichtspunkte.

LITERATURVERZEICHNIS

ADACHI, B.: Das Arteriensystem der Japaner. Kyoto (Tokio), 1928.

ALLERAND, C. D.: Neurology (Minneapolis), 12, 520 (1962).

ASCHAN, G., BERGSTEDT, M. und GOLDBERG, L.: Confin. neurol. (Basel), 24, 80 (1964).

BALINO, L. N.: Rev. oto-neuro-oftal. (Buenos Aires), 38, 15 (1963).

BAPTISTA, A. G. und SILVA E SOUZA: Neurology (Minneapolis), 11, 210 (1961).

BASAURI, L., VALLADARES, H. und CHEDIACK, C.: Neurocirurgia, 21, 118 (1963).

BAUERMEISTER, M. und KÜNKEL, H.: nach Zbl. f. d. ges. Neur. 180, 214 (1965).

BENDER, M. B., SHANZER, S. und WAGMANN, I. H.: Confin. neurol. (Basel) 24, 169 (1964).

BENNINGHOF–GOERTTLER: Lehrbuch der Anatomie des Menschen. Urban und Schwarzenberg, (München und Berlin) 1960.

BIEMOND, A.: Ned. T. Geneesk. 105, 2085 (1961).

BLUM, B. und FIRST, A.: Exp. Neurol. (N. Y.) 3, 356 (1961).

BODECHTEL, G. und SCHRADER, A.: Die Erkrankungen des Rückenmarks. Hdb. d. inn. Med. Bd. V/2. Springer 1953.

BRION, S., GUIOT, G. und ROUGERIE, J.: Rev. neurol. 104, 154 (1961).

BRUCHER, J. M.: L'aire oculogyre frontale du singe. Edition Arscia (Bruxelles) 1964.

BRUN, R.: Gehirn. Hdb. d. inn. Med. Bd V/1. Springer 1953.

CARMICHAEL, E. A., DIX, M. R. und HALLPIKE, C. S.: Brain 88, 51 (1965).

CARMICHAEL, E. A., DIX, M. R., HALLPIKE, C. S. und HOOD, J. D.: Brain 84, 571 (1961).

CARPENTER, M. B. und MCMASTERS, R. E.: Arch. of Neur. (N. Y.) 8, 347 (1963).

CARPENTER, M. B., MCMASTERS, R. E. und HANNA, G. R.: Arch. of Neur. (N. Y.) 8, 231 (1963).

CAVKA, V. und BOGOJEVIC, D.: nach Zbl. f. d. ges. Neur. 164, 210 (1962).

COLAS, J., COLLET, M. und BRIAND, J.: Neuro-chirurgie (Paris) 7, 232 (1961).

DALMER, J.: Psych., Neurol. u. med. Psychol. (Leipzig) 11, 420 (1962).

DEVIC, M., MICHEL, F. und LENGLET, J. P.: Rev. neurol. 110, 399 (1964).

DITTRICH, F.: Confin. neurol. (Basel) 21, 390 (1961).

DODEN, W.: Med. Klinik 28, 1216 (1962).

DUENSING, F.: Arch. f. Psych. u. Zschr. f. d. ges. Neur. 203, 690 (1962).

EYSENCK, H. J. und EASTERBROOK, J. A.: J. ment. Sci. 106, 835 (1960).

FERNÁNDEZ-GUARDIOLA, A., HARMONY, T. und ROLDAN, E.: Electroenceph. clin Neurophysiol. 16, 259 (1964)

FERNÁNDEZ-GUARDIOLA, A., ROLDAN, E., FANJUL, L. und CASTELLS, C.: Electroenceph. clin. Neurophysiol. 13, 564 (1961).

FOERSTER, O., GAGEL, O. und MAHONEY: Vegetatives System. Hdb. d. inn. Med. Bd. V/1. Springer 1953.

FORD, F. R.: Diseases of the Nervous System in Infancy, Childhood and Adolescence. Ch. C. Thomas (Springfield) 1960.

FRICK, E.: Münch. med. Wschr. 105, 493 (1963).

FRIEDRICH, W., MAY, V., MIFKA, P. und NAVRATIL, L.: Wien klin. Wschr. 46, 826 (1963).

GAGEL, O.: Vegetatives System. Hdb. d. inn. Med. Bd. V/1 Springer 1953.

GASSEL, M. M. und WILLIAMS, D.: Brain 86, 1 (1963).

GERSTENBRAND, F., PATEISKY, K. und WEINGARTEN, K.: Wien. Zschr. Nervenheilk. 19, 443 (1962).

GEYER, K. H.: Dtsch. Z. Nervenheilk. 184, 378 (1963).

GÖRDES, W.: Ther. Gegenwart 104, 168 (1965).

GÖTZE, W., MÜNTER, M. und KNUDSEN, U.: nach Zbl. f. d. ges. Neur. 180, 8 (1965).

GOLDBERG, L.: Quart. J. Stud. Alcohol. Suppl. 1, 37 (1961).
GOSZTONYI, G.: Arch. Psychiat. Nervenkr. 202, 463 (1961).
GRAMBERG–DANIELSEN, B.: Confin. neurol. (Basel) 20, 315 (1960).
GREEN, W. R., HACKETT, E. R. und SCHLEZINGER, N. S.: Arch. Ophthal. (Chicago) 72, 154 (1964).
GROEN, J. J.: Confin. neurol. (Basel) 21, 380 (1961).
GROSSIORD, A., HELD, J. P., ODIEVRE, M. und MARTIN, M.: Rev. neurol. 104, 310 (1961).
GUTH, L. und BAILEY, C. J.: Exp. Neurol. (N. Y.) 3, 325 (1961).
GUTMAN, J., CHAIMOVITZ, M. und BERGMANN, F.: Exp. Neurol. (N. Y.) 7, 240 (1963).
GUTMAN, J., BERGMANN, F., CHAIMOVITZ, M. und COSTIN, A.: Exp. Neurol. (N. Y.) 8, 132 (1963).
GUTMAN, J., ZELIG, S. und BERGMANN, F.: Confin. neurol. (Basel) 24, 158 (1964).

HASSLER, R.: Extrapyramidale Syndrome und Erkrankungen. In Hdb. d. inn. Med. Bd. V/3 Springer 1953.
HECAEN, H.: Riv. de Neuro-Psiqu. (Lima) 3, 247 (1962).
HECK, A. F.: Neurology (Minneapolis) 11, 701 (1961).
HERRERO, J. E.: Rev. esp. oto-neuro-oftal. 20, 351 (1961).
HOFF, H., GLONING, I. und GLONING, K.: Wien. med. Wschr. 21, 22, 23, 24, 29 und 30 (1962).
HOFF, H., SLUGA, W. und TSCHABITSCHER, H.: Therap. Umschau 9, 337 (1961).
HOFF, H. und OSLER, G.: Neurologie auf den Grundlagen der Physiologie. Maudrich (Wien) 1957.
HOLUB, K.: Schädel-Hirnverletzungen. Maudrich (Wien) 1962.
HOUDART, R., LE BESNERAIS, Y. und BERGMANN: Neuro-chirurgie (Paris) 9, 114 (1963).
HUBER, A.: Ophthalmologica 149, 359 (1965).
HUBER, A.: Vortrag am 12. Mai 1966, 1. Symposion der Ärztekammer für Kärnten. Ärztl. Praxis 93, 3173 (1966).
HURTH, N.: Presse méd. 71, 399 (1963).

ISAKI, K.: nach Zbl. f. d. ges. Neur. 173, 298 (1964).

JEFFERSON, G.: Proc. of the Royal Soc. of Med. 8, 419 (1947).
JELLINGER, K.: Beitr. zur gerichtl. Med. 23, 65 (1965).
JELLINGER, K.: Kongressbericht des 8. Intern. Kongr. f. Neurologie, Wien 1965.
JENETT, W. B. und STERN, W. E.: J. Neurosurg. 17, 598 (1960).
JOHNSTON, A. C. und PRATT–JOHNSTON, J. A.: Canad. med. Ass. J. 89, 871 (1963).
JUNG, R.: Allgemeine Neurophysiologie. Neurophysiologische Untersuchungsmethoden. Hdb. d. inn. Med. Bd. V/1 Springer 1953.

KATZENSTEIN, E.: Das Schädelhirntrauma. Schwabe (Basel) 1956.
KERR, F. W. L. und BROWN, J. A.: Arch. Neurol. (Chicago) 10, 262 (1964).
KLUYSKENS, J.: Acta neurologica et psych. Belgica 9, 868 (1962).
KÖBCKE, H.: Das Schädel-Hirn-Trauma. Thieme 1944.
KORNHUBER, H.: Archiv Ohren- usw. Heilk. 174, 182 (1959).
KORNHUBER, H.: nach Zbl. f. d. ges. Neur. 171, 249 (1963).
KORNHUBER, H. H.: nach Zbl. f. d. ges. Neur. 176, 209 (1964).
KORNHUBER, H. und WALDECKER, G.: Archiv Ohren- usw. Heilk. 2, 340 (1958).
KRAULAND, W.: Hefte zur Unfallheilk. 78, 213 (1964).
KRAULAND, W.: nach Zbl. f. d. ges. Neur. 178, 94 (1964).
KRAYENBÜHL, H. und YASARGIL, M. G.: Das Hirnaneurysma. Documenta Geigy 4, 1958.
KÜNKEL, H.: Kybernetik 2, 69 (1961).
KUKLINA, A. S.: nach Zbl. f. d. ges. Neur. 176, 295 (1964).

LEVY, Ch. K., LOESER, J. D. und KOELLA, W. P.: Electroenceph. clin. Neurophysiol. 13, 235 (1961).
LOURIE, H.: Arch. Neurol. (Chicago) 9, 531 (1963).
LUDWIGS, N. und SCHNEIDER, M.: Pflügers Archiv 259, 43 (1954).

MALEK, J. C. und GREEN, D.: Neurology (Minneapolis) 13, 538 (1963).
MARGUTH, F.: Hippokrates 2, 1 (1961).
MARK, V. H., SMITH, J. L. und KJELLBERG, R. D.: Neurology (Minneapolis) 10, 81 (1960).
MAURER, J. J., MILLS, M. und GERMAN, W. J.: Neurosurg. (N. Y.) 18, 837 (1961).

Mazars, G., Droguet, P. und Pansini, A.: Rev. neurol. 103, 74 (1960).
McLaurin, R. L. und Ford, L. E.: J. Neurosurg. (Cincinnati) 21, 364 (1964).
Messimy, R., Aboulker, J. und David, M.: Rev. neurol. 104, 273 (1961).
Meyer, B. C.: zit nach R. Hassler, Hdb. d. inn. Med. Bd. V/3 Springer 1953.
Mifka, P.: Wien. med. Wschr. 35, 704 (1960).
Mifka, P.: Der Chirurg 10, 437 (1964).
Mifka, P.: Wien Zschr. f. Nervenheilk. 1, 58 (1965).
Mifka, P. und Scherzer, E.: Wien. med. Wschr. 24, 403 (1961).
Mifka, P. und Scherzer, E.: Wien. med. Wschr. 46, 871 (1962).
Mifka, P. und Scherzer, E.: Wien. Zschr. f. Nervenheilk. 3, 224 (1964).
Minauf, M. und Schacht, L.: Archiv f. Psych. und Nervenkrk. 2, 162 (1966).
Minnigerode, B.: Arch. Ohr-, Nasen- u. Kehlk.-Heilk. 179, 417 (1962).
Montandon, A.: Confin. neurol. (Basel) 23, 179 (1963).
Montandon, P. und Monnier, M.: Brain 87, 673 (1964).
Morone, G. und Battistini, A.: Riv. oto-neuro-oftalmol. (Bologna) 5, 509 (1962).
Müller, N.: Dtsch. med. Wschr. 24, 1126 (1966).
Myers, R. E. Sperry, R. W. und Curdy, N. M.: Arch. Neurol. (Chicago) 7, 195 (1962).

Ohm, J.: Die Mikroneurologie des Auges. Enke (Stuttgart) 1943.
Ommaya, A. K., Rockoff, S. D., Baldwin, M. und Friauf, W. S.: J. Neurosurg. 21, 249 (1964).
Orban, L. und Lang, J.: Psychiat. et Neurol. (Basel) 146, 193 (1963).
Osetowska, E. und Krasnicka, Z.: Acta neuropath. 1, 450 (1962).
Otsuka, R.: Archiv Psychiat. Nervenkr. 202, 606 (1962).

Pasik, T., Pasik, P. und Bender, M. B.: Confin. neurol. (Basel) 21, 109 (1961).
Pernkopf, E.: Atlas der topographischen und angewandten Anatomie des Menschen. Urban und Schwarzenberg (München und Berlin) 1963.
Pevehouse, B. C., Bloom, W. H. und McKissock, W.: Neurology (Minneapolis) 10, 1037 (1960).
Philipszoon, A. J., v. d. Laarse, W. D. und Oosterveld, W. J.: Confin. neurol. (Amsterdam) 23, 432 (1963).
Pia, H. W.: Münchn. Med. Wschr. 14, 760 (1966).
Pirodda, E., Napoleone, F. und Cenacchi, V.: Acta neurol. (Napoli) 19, 566 (1964).
Plötzl, O.: Wien. klin. Wschr. 74, 201 (1962).
Plum, F., Posner, J. B. und Alvord, E. C.: Arch. Neurol. (Chicago) 9, 563 (1963).
Popov, A. K.: nach Zbl. f. d. ges. Neur. 167, 79 (1962).

Ricci, G. und Vizioli, R.: Riv. d. Neurol. (Rom) 1, 40 (1966).
Richter, H. R.: Rev. neurol. 103, 208 (1960).
Rinaldi, I., Botton, J. E. und Troland, C. E.: J. Neurosurg. 19, 568 (1962).
Rintelen, F.: Schw. Med. Wschr. 37, 1312 (1963).
Rintelen, F. Die med. Welt 1, 8 (1965).
Robinson, J. S. und Voneida, Th. J.: Comp. physiol. Psychol. (Pasadena) 57, 22 (1964).
Rosomoff, H. L. und Zugibe, F. T.: Arch. Neurol. (Chicago) 9, 26 (1963).
Rossberg, G.: Arch. Ohr-, Nasen- u. Kehlk.-Heilk. 183, 125 (1964).
Rubin, L. S.: J. nerv. ment. Dis. (Philadephia) 130, 386 (1960).
Rubin, L. S.: J. nerv. ment. Dis. (Philadelphia) 133, 130 (1961).
Ruff, W.: Psych. Neur. u. med. Psychol. (Leipzig) 8, 294 (1961).
Ruff, W.: Wiss. Z. Humboldt-Univ. (Berlin) 2, 199 (1964).
Ruff, P.: Wiss. Z. Humboldt-Univ. (Berlin) 4/5, 653 (1965).

Schader, H. E.: Nervenarzt 31, 321 (1960).
Schader, H. E.: Dtsch. Z. Nervenheilk. 185, 278 (1963).
Schäfer, H. J.: Nervenarzt 35, 83 (1964).
Scheibel, A., Markham, Ch. und Koegler, R.: Neurology (Minneapolis) 11, 1055 (1961).
Schrader, A.: Münchn. med. Wschr. 106, 551 (1964).
Schultz, I. H.: Das autogene Training. Thieme (Stuttgart) 1956.
Segerra, J. M. und Ojemann, R. J.: Neurology (Minneapolis) 11, 883 (1961).
Serratrice, G.: La Rev. du Praticien 21, 2109 (1961).
Smith, B. H.: Neurology (Minneapolis) 10, 465 (1960).

Smith, J. L.: Neurology (Minneapolis) 12, 48 (1962).
Smith, J. L. und David, N. J.: Neurology (Minneapolis) 14, 307 (1964).
Smith, J. L., David, N. J. und Klintworth, G.: Neurology (Minneapolis) 14, 96 (1964).
Spiegel, E. A., Szekely, E. G. und Gildenberg, Ph. L.: Arch. Neurol. (Chicago) 12, 258 (1965).
Stenger, H.: nach Zbl. f. d. ges. Neurol. 171, 248 (1963).
Stiefel, J. W. und Smith, J. L.: Neurology (Minneapolis) 12, 245 (1962).
Sünderhauf, A.: Klin. Mbl. Augenheilk. 136, 837 (1960).
Suzuki, J. I., Cohen, B. und Bender, M. B.: Exp. Neurol. (N. Y.) 9, 137 (1964).
Szekely, E. G. und Spiegel, E. A.: Neurology (Minneapolis) 13, 306 (1963).
Szentagothai, J.: Arch. Psychiat. Nervenkrkh. 116, 721 (1943).
Szentagothai, J.: Akad. Klado (1952).

Tan, B. K.: Canad. psychiat. Ass. J. 9, 63 (1964).
Taraschi, G. und Tosarelli, L.: G. Psichiat. Neuropat. 89, 145 (1961).
Terrien: zit. nach F. Laubenthal, Hdb. d. inn. Med. Bd. V/1 Springer 1953.
Teuber, H. L., Battersby, W. S. und Bender, M. B.: Havard Univ. Press. 1960.
Trincker, D.: Confin. neurol. (Basel) 21, 372 (1961).
Turner: zit. nach K. Holub, Schädel-Hirnverletzungen. Maudrich (Wien) 1962.
Tyrer, J. H., Sutherland, J. M. und Eadie, M. J.: Rev. neurol. 108, 442 (1963).

Vincent, Cl.: zit. nach H. Köbcke, Das Schädel-Hirn-Trauma. Thieme 1944.
Visser, S. L.: Psychiat. Neurol. Neurochir. (Amsterdam) 66, 24 (1963).
Vitetta, M.: Riv. Neurol. 30, 17 (1960).

Waltz, A. G.: Arch. Neurol. (Chicago) 5, 638 (1961).
Warrington, E. K.: J. Neurol. Neurosurg. Psychiat. 25, 208 (1962).
Westberg, G.: Acta Radiol. 3, 949 (1963).
Wildhagen, F. K.: HNO (Berlin) 11, 6 (1963).

SACHREGISTER

Eine Auswahl

Augen

Augenheilkunde. Leitfaden für Studium und Praxis von HUGO GASTEIGER. 2., neu bearbeitete und erweiterte Auflage. Groß-Oktav. Mit 277, zum großen Teil mehrfarbigen Abbildungen. XVI, 303 Seiten. 1963. Ganzleinen DM 45,–

Klinik der Augensymptome bei Nervenkrankheiten. Ein Leitfaden für die Praxis von WERNER KYRIELEIS. Groß-Oktav. Mit 35 Abbildungen. XI, 153 Seiten. 1954. Ganzleinen DM 32,–

Hals-Nase-Ohren

Ohren-, Nasen-, Rachen- und Kehlkopfkrankheiten. Begründet von A. KNICK. 35./36., neu bearbeitete und ergänzte Auflage von GERHARD EIGLER. Groß-Oktav. Mit 164, teilweise mehrfarbigen Abbildungen. XVI, 261 Seiten. 1966. Kunststoffeinband DM 28,–

Allgemeines

Klinisches Wörterbuch. Mit klinischen Syndromen. Von WILLIBALD PSCHYREMBEL. Gegründet von OTTO DORNBLÜTH. 154.–184. Auflage. Oktav. Mit 1385 Abbildungen. XIV, 980 Seiten. 1964. Ganzleinen DM 24,–

Organische Chemie. Ein Lehrbuch für Naturwissenschaftler, Mediziner und Techniker von FRIEDRICH NERDEL unter Mitarbeit von BERNHARD SCHRADER. 2., völlig neu bearbeitete und erweiterte Auflage. Groß-Oktav. Mit 48 Abbildungen. XII, 209 Seiten. 1964. Kunststoffeinband DM 18,–

Die Rechtswidrigkeit klinischer Sektionen. Eine Frage der Rechtswissenschaft und der Medizin von HORST TROCKEL. Oktav. XVI, 163 Seiten. 1957. DM 12,–

(Neue Kölner Rechtswissenschaftliche Abhandlungen Heft 10)

Logarithmische Rechentafeln für Chemiker, Pharmazeuten, Mediziner und Physiker. Begründet von F. W. KÜSTER, fortgeführt von A. THIEL, neubearbeitet von K. FISCHBECK. 94.–99., verbesserte und vermehrte Auflage. Oktav. XVI, 302 Seiten. 1965. Kunststoffeinband DM 16,80

(Arbeitsmethoden der modernen Naturwissenschaften, herausgegeben von K. Fischbeck)

Kleines Lehrbuch der Statistik. Für Naturwissenschaftler, Mediziner, Psychologen, Sozialwissenschaftler und Pädagogen von OTTO W. HASELOFF und HANS-JOACHIM HOFFMANN. 3., neubearbeitete und erweiterte Auflage. Oktav. Mit 49 Figuren und einem Anhang statistischer Tafeln. Etwa 260 Seiten. 1968. In Vorbereitung.

Kleines Lehrbuch der praktischen Sozialforschung. Planung, Durchführung von Test, Experiment und Umfrage in Sozialforschung und Verhaltenswissenschaften von OTTO W. HASELOFF und HANS-JOACHIM HOFFMANN. In Vorbereitung.

Arzt und Ethik von GEORG B. GRUBER. 2., verbesserte und vermehrte Auflage. Oktav. 89 Seiten. 1956. DM 6,80

Sozialhygiene. Theorie – Praxis – Methodik von EWALD GERFELD. Mit einem Geleitwort von KARL KISSKALT. Groß-Oktav. Mit 6 Abbildungen. VIII, 90 Seiten. 1955. Ganzleinen DM 14,80

Die Winkler-Kur. Ein neuer Weg zur Heilung durch Beeinflussung der Organismuszentrale von KÄTHE BISCHOFF. 2., völlig neu bearbeitete Auflage. Oktav. XII, 132 Seiten. 1967. DM 24,–
(A. Marcus & E. Weber's Verlag)

Arzt und Jugendarbeitsschutzgesetz. Ein Taschenbuch mit Berufskunde von KLAUS SIEBERT. Mit einer Einführung von K. KOETZING. Oktav. 159 Seiten. Mit 5 Formularen. 1961. Kunststoff flexibel DM 12,–

■ Anatomie

Anatomie des Menschen. Für Studierende und Ärzte, dargestellt nach systematischen, topographischen und praktischen Gesichtspunkten von ANTON WALDEYER. Unter Mitarbeit von URSULA WALDEYER. 2 Teile. Groß-Oktav. Ganzleinen.

Erster Teil: Allgemeine Anatomie, Rücken, Bauch, Becken, Bein. 5., neu bearbeitete Auflage. Mit 335, meist farbigen Abbildungen. XX, 447 Seiten. 1967. DM 48,–

Zweiter Teil: Kopf und Hals, Auge, Ohr, Gehirn, Arm, Brust. 4. und 5., überarbeitete Auflage. Mit 447, zum großen Teil farbigen Abbildungen. XVI, 602 Seiten. 1967. DM 62,–

Bau und Funktion der normalen Milz von ERNST VON HERRATH. Groß-Oktav. Mit 124 Abbildungen und 2 mehrfarbigen Tafeln. VIII, 412 Seiten. 1958. Kunststoffeinband DM 68,–

Die Venensysteme der menschlichen Wirbelsäule. Morphologie und funktionelle Bedeutung von HANS JOACHIM CLEMENS. Groß-Oktav. Mit 34, z. T. zweifarbigen Abbildungen und 1 Tabelle im Text sowie 5 Bildtafeln der menschlichen Wirbelsäule in Originalgröße. 61 Seiten. 1961. Kunststoffeinband DM 48,–

■ Chirurgie

Handbuch der Plastischen Chirurgie. Herausgegeben von E. GOHRBANDT, J. GABKA und A. BERNDORFER. I: Allgemeine Plastische Chirurgie. Lief. 1

bis 5. 1965/67. Subskriptionspreis DM 337,–

II: Spezielle Plastische Chirurgie. Lief. 1–10. 1965/67. Subskriptionspreis DM 640,–

Hasenscharten und Wolfsrachen. Entstehung, Behandlung und Operationsverfahren von JOACHIM GABKA. Mit einem Anhang: Das Bundessozialhilfegesetz. 2., erweiterte Auflage. Mit 167 Abbildungen in 632 Einzeldarstellungen und 23 Tabellen. Groß-Oktav. XII, 253 Seiten. 1964. Ganzleinen DM 64,–

Lehrbuch der Blutgruppenkunde. Allgemeine und spezielle Serologie der Blutkörperchenmerkmale und ihrer Anwendung von LUDWIG H. RASCH. Groß-Oktav. Mit 89 Abbildungen und 183 Tabellen. IX, 417 Seiten. 1954. Ganzleinen DM 30,–

Lehrbuch der speziellen Chirurgie von PAUL ROSTOCK †. 3. Auflage, völlig neu bearbeitet von CONSTANTIN VON BRAMANN. Groß-Oktav. Mit 379, z. T. mehrfarbigen Abbildungen. XV, 677 Seiten. 1957. Ganzleinen DM 58,–

Lehrbuch der Instrumentenkunde für die Operationspraxis von BERTA KABOTH. 7., neu bearbeitete Auflage. Mit 93 Abbildungen, darunter 41 Operationstische. XII, 238 Seiten. 1966. Kunststoffeinband DM 24,–

Instrumentenkunde in der Unfallchirurgie. Ein Lehrbuch für Schwestern von ELSE HOLTER unter Mitarbeit von RUDOLF STRELI. Mit einem Geleitwort von JÖRG BÖHLER. Groß-Oktav. Mit 59 Abbildungen. 156 Seiten. 1962. Kunststoffeinband DM 18,–

Radioaktive Isotope in der Chirurgie von WILHELM HEIM, WERNER SCHUMACHER, DIETRICH FROST. Groß-Oktav. Mit 180 Abbildungen. XVI, 395 Seiten. 1961. Kunststoffeinband DM 48,–

■ Unfall

Unfallchirurgische Operationen. Indikation – Technik – Fehler von ERICH JONASCH. Mit einem Geleitwort von LORENZ BÖHLER. Quart. Mit 112 Abbildungen. XII, 125 Seiten. 1965. Kunststoffeinband DM 48,–

Unfallbegutachtung. Begründet von PAUL ROSTOCK. 5., völlig neu bearbeitete Auflage von E. GÜNTHER und REINHARD HYMMEN. Groß-Oktav. Mit 21 Abbildungen und 1 Beilage mit 183 Abbildungen. Etwa 170 Seiten. 1968. Ganzleinen etwa DM 30,–

Unfallpraxis von WALTHER EHALT. 4., verbesserte und erweiterte Auflage. Mit einem Geleitwort von LORENZ BÖHLER und Beiträgen von E. PURTSCHER und E. H. MAJER. Oktav. Mit 250 Abbildungen im Text. Etwa 320 Seiten. In Vorbereitung.

Röntgendiagnostik bei Unfällen von Hans-Joachim Maurer und Heinz Vieten. Groß-Oktav. Etwa 450 Seiten. 1968. Etwa DM 60,–

■ Physiologie

Lehrbuch der Physiologischen Chemie von Franz Leuthardt. Begründet von S. Edlbacher. 15., neu bearbeitete Auflage. Groß-Oktav. Mit 76 Abbildungen, 1 Bildtafel. XVI, 912 Seiten. 1963. Kunststoffeinband DM 42,–

Praktikum der Physiologischen Chemie von Peter Siegmund, Ernst Schütte und Friedrich Körber. Oktav. Mit 49 Abbildungen. XVI, 287 Seiten. 1968. DM 19,80

Bau und Funktion der normalen Milz von Ernst von Herrath. Groß-Oktav. Mit 124 Abbildungen und 2 mehrfarbigen Tafeln. VIII, 412 Seiten. 1958. Kunststoffeinband DM 68,–

■ Dermatologie

Dermatologie. Ein Repertorium von Kurt Winkler. Groß-Oktav. Mit 141, teils farbigen Abbildungen. VIII, 187 Seiten. 1968. Kunststoffeinband DM 42,–

■ Strahlenkunde

Medizinische Strahlenkunde. Eine Einführung in die physikalischen, technischen und biologischen Grundlagen der medizinischen Strahlenanwendung für Mediziner und medizinisch-technische Assistentinnen von Werner Schlungbaum. Mit einem Anhang: Rechtliche Grundlagen für Ausbildung und Arbeit der medizinisch-technischen Assistentinnen von Georg Fabian. 3., neu bearbeitete Auflage. Groß-Oktav. Mit 156 Abbildungen und 4 Farbtafeln. XX, 386 Seiten. 1967. Kunststoffeinband DM 36,–

Praktischer Strahlenschutz. Eine Einführung in die Technik des Schutzes vor ionisierenden Strahlen für Nichtphysiker von Dietrich Frost. Groß-Oktav. Mit 107 Abbildungen. X, 197 Seiten. 1960. Ganzleinen DM 24,–

■ Klinisches Labor

Medizinische Mikrobiologie in Leitsätzen von Ulrich Schneeweiss. Unter Mitarbeit von Eva-Maria Fabricius. Erster Teil: Allgemeine Medizinische Mikrobiologie. Zweiter Teil: Spezielle Medizinische Mikrobiologie. 1968. Im Druck.

■ Pharmazie

Pharmazeutisches Wörterbuch von Curt Hunnius. 4., völlig neu bearbeitete und erweiterte Auflage. Oktav. Mit 15 Tabellen und 140 Abbildungen. XII, 858 Seiten. 1966. Ganzleinen DM 46,–

Geschichte der Medizin

Geschichte der Medizin. Die historische Entwicklung der Heilkunde und des ärztlichen Lebens. Ein Lehrbuch für Studierende und Ärzte von Paul Diepgen. Groß-Oktav. 2 Bände. Ganzleinen.

Erster Band: Von den Anfängen der Medizin bis zur Mitte des 18. Jahrhunderts. Mit 29 Abbildungen. 455 Seiten. 1949. DM 18,–

Zweiter Band 1. Hälfte: Von der Medizin der Aufklärung bis zur Begründung der Zellularpathologie (1740 bis etwa 1858). 2., ergänzte und erweiterte Auflage. Mit 22 Abbildungen. VIII, 272 Seiten. 1959. DM 28,–

Zweiter Band 2. Hälfte: Die Medizin vom Beginn der Zellularpathologie bis zu den Anfängen der modernen Konstitutionslehre (etwa 1858–1900). Mit einem Ausblick auf die Entwicklung der Heilkunde in den letzten 50 Jahren. 2., durchgesehene Auflage. Mit 33 Abbildungen. XII, 336 Seiten. 1965. DM 34,–

Antike Medizin. Die naturphilosophischen Grundlagen der Medizin in der griechischen Antike von Joseph Schumacher. 2., verbesserte Auflage. Oktav. XIII, 327 Seiten. 1963. Ganzleinen DM 42,–

Melancholie und Melancholiker in den medizinischen Theorien der Antike von Hellmut Flashar. Oktav. 145 Seiten. 1966. DM 28,–

Beiträge zur Berliner Medizingeschichte. Quellen und Studien zur Geschichte des Gesundheitswesens vom 17.–19. Jh. von Manfred Stürzbecher. Groß-Oktav. XII, 234 Seiten. 1966. Ganzleinen DM 48,–

(Veröffentlichungen der Historischen Kommission zu Berlin Band 18)

Ars Medica. Texte und Untersuchungen zur Quellenkunde der alten Medizin. Schriftenreihe des Instituts für Geschichte der Medizin der Freien Universität Berlin. II. Abteilung: Griechisch-lateinische Medizin. Herausgegeben von Karl Deichgräber, Hans Diller, Heinz Goerke. Redaktion Gerhard Baader.

Band I: Die Hippokratische Schrift „Über die Heilige Krankheit“. Herausgegeben, übersetzt und erläutert von Hermann Grensemann. Etwa 120 Seiten. Etwa DM 38,–. Im Druck.

Unsere gesamte medizinische Literatur finden Sie in unserem ausführlichen Katalog Medizin, den Sie stets kostenlos in Ihrer Buchhandlung oder auf Anforderung vom Verlag erhalten.

WALTER DE GRUYTER & CO · BERLIN 30

FSC
www.fsc.org
MIX
Papier | Fördert
gute Waldnutzung
FSC® C083411

Zeitfracht Medien GmbH
Ferdinand-Jühlke-Straße 7
99095 Erfurt, Deutschland
produktsicherheit@kolibri360.de